# 漫步"糖生"：说说糖尿病与心理的那些事

曹洪民　肖存利　编著

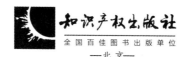

知识产权出版社

全国百佳图书出版单位

—北 京—

图书在版编目（CIP）数据

漫步"糖生"：说说糖尿病与心理的那些事/曹洪民，肖存利编著.—北京：知识产权出版社，2019.12

ISBN 978-7-5130-6585-6

Ⅰ.①漫… Ⅱ.①曹… ②肖… Ⅲ.①糖尿病—病人—心理健康

Ⅳ.①R587.1

中国版本图书馆CIP数据核字(2019)第253871号

责任编辑：常玉轩　　　　　　　　　　责任校对：潘凤越

封面设计：陶建胜　　　　　　　　　　责任印制：刘译文

漫步"糖生"：说说糖尿病与心理的那些事

曹洪民　肖存利　编著

| | | | |
|---|---|---|---|
| 出版发行 | 知识产权出版社 有限责任公司 | 网　　址 | http://www.ipph.cn |
| 社　　址 | 北京市海淀区气象路50号院 | 邮　　编 | 100081 |
| 责编电话 | 010-82000860转8572 | 责编邮箱 | 46816202@qq.com |
| 发行电话 | 010-82000860转8101/8102 | 发行传真 | 010-82000893/82005070/82000270 |
| 印　　刷 | 三河市国英印务有限公司 | 经　　销 | 各大网上书店、新华书店及相关专业书店 |
| 开　　本 | 787mm×1092mm　1/16 | 印　　张 | 17 |
| 版　　次 | 2019年12月第1版 | 印　　次 | 2019年12月第1次印刷 |
| 字　　数 | 204千字 | 定　　价 | 58.00元 |

ISBN 978-7-5130-6585-6

# 编 委 会

# 序：乐观地与"糖"共舞

北京大学第一医院内分泌科 郭晓蕙主任

随着人们生活水平的提高，生活方式的改变，各种所谓的"富贵病"也接踵而来。糖尿病这种古代只有在王公贵族、达官贵人中流行的病，已经悄悄走近我们每一个人。

糖尿病在我国已经成为继心血管疾病和癌症之后的第三大致死性疾病。糖尿病患者"三高""三低"日益严重。"三高"是指糖尿病的发病率逐渐升高、并发症发病率高、并发症治疗费用比例高，"三低"则是指知晓率低、诊断治疗率低、控制达标率低。糖尿病已经并将继续给患者乃至社会带来沉重的社会负担与经济负担。

其实，糖尿病说到底就是一种生活方式病，生活方式的好坏起着至关重要的作用，糖尿病不能治愈，但是可防、可控。因此，在对抗糖尿病的路上，要做到"知己知彼"，方能"百战不殆"。

很多糖友在得了糖尿病后，除了想从医生那获得治疗建议之外，自己也愿意多了解糖尿病，所以从各种渠道买了很多糖尿病的相关书籍。但这些书籍有的专业性太强，晦涩难懂；有的商业气氛太重，不够科学。怎样做到既有可操作性的知识，又有生动具体的案例；既有医护的专业指导，又有糖友的经验教训；既综合糖尿病的五驾马车，又关注糖友的心理健康？平安医院的医护人员根据10余年的临床实践编写了本书，紧紧围绕糖尿病与人们生活方式密切相关的实际情况，从糖尿病发病机制到诊断，从饮食、运动、用药等糖友最关心的问题到糖友的心理调适，从综合防控到全面达标、延缓并发症发生发展，有干货、有故事、有情怀，可以使糖友们清清楚楚、明明白白地知道糖尿病的危害及预防和控制的重要性。糖友通过阅读此书，可及时改变错误的认知，从而减轻因为对糖尿病无知而付出的代价。

所谓生命无价，健康是"1"，离开这个"1"，后面的"0"再多，也无用。健康才能使我们充分地享受生活，更好地发挥每个人的价值。珍惜健康就是珍惜生命，就是对个人、对家庭和社会的高度负责。糖友们阅读此书，自习知识，学会调理自己，掌握正确的生活方式，一样也能够与糖共舞、乐享人生。

# 目 录

# 第 一 章

# 认识糖尿病

**健康取决于生活方式**　　　　　　　　　　　　　　文/郑迩遐

一些"健康类"的公众号最近非常火。怎么火起来的呢？不外乎匪夷所思的"标题党"：

● 《柳叶刀》杂志最新研究表明，吃主食死得快、要想长寿多吃油；

● 剑桥大学某教授说经常吃早餐害处多，很危险；

● "管住嘴迈开腿"的说法受到了狠狠的抨击。

那么这些所谓的"健康文章"说的是对的吗？要回答这个问题，我们首先得了解一下什么是健康的生活方式。

### 健康最重要，但健康是什么？

世界卫生组织对健康的定义是："健康乃是一种在身体上、精神上的完满状态，以及良好的适应力，而不仅仅是没有疾病和衰弱的状态。"

它包含了以生理机能为特征的身体健康，以精神情感为特征的心理健康和以社会实践为特征的行为健康。所以，健康的全部含义是身体健康、心理健康和良好的社会适应能力。

世界卫生组织对影响健康的因素进行过如下总结：

健康=60%生活方式+15%遗传因素+10%社会因素+8%医疗因素+7%气候因素。

由此可见，健康生活方式是个人健康管理中最重要的一个方面。

生活方式是指人们在一定社会文化、经济、风俗、家庭因素的长期影响下而形成的一系列的生活习惯、生活制度和生活意识。健康生活方式就是健康的基石，包括各种有益于健康的习惯化的行为方式，主要表现为生活有规律，没有不良嗜好，讲究个人卫生、环境卫生、饮食卫生，讲科学、不迷信，平时注意保健、生病及时就医，积极参加健康有益的文体活动和社会活动等等。

## 怎么做才是健康的生活方式？

健康生活方式主要包括合理膳食、适量运动、戒烟限酒、心理平衡四个方面。

1.合理膳食

合理膳食指能提供全面、均衡营养的膳食。食物多样，才能满足人体各种营养需求，达到合理营养，促进健康的目的。

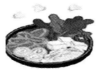

合理膳食

适量运动

戒烟限酒

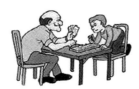

心理平衡

《中国居民膳食指南（2016年）》为合理膳食提供了权威的指导，适合于2岁以上的正常人群，其内容包括：

每天的膳食应包括谷薯类、蔬菜水果类、畜禽鱼蛋奶类、大豆坚果类等食物。

食物多样、谷类为主，粗细搭配，平均每天摄入12种以上食物，每周25种以上。

蔬菜水果是平衡膳食的重要组成部分。

吃各种各样的奶制品，经常吃豆制品，适量吃坚果。

鱼、禽、蛋和瘦肉摄入要适量。

少吃肥肉、烟熏和腌制肉食品。

成人每天食盐不超过6克，每天烹调油25～30克。

足量饮水，成年人每天7～8杯（1500～1700毫升），提倡饮用白开水和淡茶水。

2.适量运动：

指运动方式和运动量适合个人的身体状况，动则有益，贵在坚持。各年龄段人群都应天天运动、保持健康体重。

坚持日常身体活动，每周至少进行5天中等强度身体活动，累计150分钟以上。

运动应适度量力，选择适合自己的运动方式、强度和运动量。

健康人可以根据运动时的心率来控制运动强度，一般应达到每分钟最高动心率＝170–年龄。

适量运动不但有助于保持健康的体重，还能够降低高血压、中风、冠心病、2型糖尿病、乳腺癌和骨质疏松症等慢性疾病的风险，有助于调节心理平衡，有助于消除压力，缓解抑郁和焦虑症状，改善睡眠。

3.戒烟限酒：

吸烟的害处举世公认，越早戒掉越好。戒烟的人，不论吸烟多久，都应该戒烟，任何时候戒烟对身体都有好处，都能够改善生活质量。

过量饮酒会增加患某些疾病的风险，并可导致交通事故及暴力事件的增加。建议成年男性一天饮用的酒精量不超过25克，女性不超过15克。

4.心理平衡：

指一种良好的心理状态，即能够恰当地评价自己，应对日常生活中的压力，有效率地工作和学习，对家庭和社会有所贡献的良好状态。

乐观、开朗、豁达的生活态度，将目标定在自己能力所及的范围内，建立良好的人际关系，积极参加社会活动等均有助于个体保持自身的心理平衡状态。

因此，与其看一些不靠谱的公众号以及危言耸听的所谓"健康养生"类言论，还不如脚踏实地地做到以上四点，就能真正获得健康，保持健康。

## 血糖异常，就是糖尿病吗？

文/郑迩遐

今年38岁的小刘，被最近的体检结果吓坏了！

小刘觉得，自己平时身体挺好的，除了胖一点之外，基本上没啥毛病。但是体检结果显示：BMI 28kg/m$^2$↑，血生化：空腹血糖

7.1mmol/L↑，甘油三酯5.3mmol/L↑，总胆固醇6.4mmol/L↑，尿酸523ummol/L↑。换句话说，血糖、血脂、尿酸均异常。

一看到空腹血糖大于7，小刘就着急了。一想到自己这么年轻就要像爸爸一样戴上糖尿病的帽子，一辈子遵循那些清规戒律，觉得人生真是全完了。

他赶紧网上预约了内分泌科的专家号。一见医生的面，就急忙开口询问："医生，我听别人说空腹血糖大于7就是糖尿病了，您看我现在这个体检报告，是不是就可以确诊为糖尿病了啊？我需要吃啥药呢？不会也要打胰岛素了吧？我看我爸爸用的就是二甲双胍和胰岛素。"

医生笑了："小伙子，别着急，就凭这一次的检查结果，目前还不能诊断你是糖尿病。具体是不是糖尿病，咱们需要做一个叫作糖耐量试验的检查，同时查一下胰岛功能和糖化血红蛋白，综合评价。之前你的血脂和尿酸也高，通过最近的饮食运动控制，也是需要复查的。确诊了之后，咱们再考虑用什么药物的问题。"

就诊过程中，医生详细询问了小刘的情况。小刘并没有糖尿病"多饮、多食、多尿"的典型症状，也没有口干乏力、视物模糊的情况，没有痛风病史，但是有糖尿病家族史。

在小刘去做耐糖量检查之前，医生还特别嘱咐，做糖耐量检查的前几天不用特别刻意地节食，和平时吃得差不多，也别外出吃大鱼大肉、涮锅、烤串。糖耐量试验过程中不要锻炼、安静等待抽血。

一周后小刘拿着化验单来复诊，糖耐量试验结果如表1所示：

**表1　小刘的糖耐量试验结果**

|  | 空腹 | 餐后半小时 | 餐后一小时 | 餐后两小时 |
| --- | --- | --- | --- | --- |
| 血糖（mmol/L） | 5.3 | 9.5 | 10.1 | 7.36 |
| 胰岛素（uIU/ml） | 5.48 | 30.4 | 45.8 | 12.1 |

糖化血红蛋白：6.3%↑。

复查生化：甘油三酯1.7mmol/L，总胆固醇4.5mmol/L，尿酸413ummol/L。一个"↑"也没有了。

医生给小刘解释："糖耐量结果显示：血糖数值正常，胰岛功能结果也还可以，提示分泌高峰在60分钟出现，高峰的数值也是基础值的将近10倍，没有胰岛素分泌不足、胰岛素抵抗和分泌延迟的情况，血脂、尿酸也在正常范围了。"

小刘一听，就乐了："大夫，那我是不是就没问题了？"

相比小刘的兴奋劲儿，医生很冷静："别高兴得太早，你的糖化血红蛋白6.3%，超出了正常范围，它代表的是你3个月的血糖平均值。在国外，糖化血红蛋白6.5%以上就可以确诊糖尿病，5.8%~6.5%之间属于糖耐量异常的人群（也称糖尿病前期）。咱们国内因为实验室检测方法和标准不统一等问题，不推荐将糖化血红蛋白作为糖尿病的诊断标准，还是沿用了以往的糖耐量试验作为诊断的标准。你的糖耐量试验的结果虽然完全正常，但是你的3个月血糖平均值还是升高的。现在先不给你带糖尿病的帽子，不过你还得坚持饮食、运动、减重等健康的生活方式管理，定期复查血脂、血糖、尿酸和糖化血红蛋白，才能真正远离糖尿病。"

附：2013CDS中国2型糖尿病防治指南关于糖代谢状态分类（表2）和糖尿病的诊断标准（表3）（2017CDS中国2型糖尿病防治指南仍保持了目前的诊断标准和分类）。

表2 糖代谢状态分类（WHO 1999）

| 糖代谢分类 | 静脉血浆葡萄糖（mmol/L） | |
|---|---|---|
| | 空腹血糖 | 糖负荷后2h血糖 |
| 正常血糖 | <6.1 | <7.8 |
| 空腹血糖受损（IFG） | 6.1～<7.0 | <7.8 |
| 糖耐量液低（IGT） | <7.0 | 7.8～<11.1 |
| 糖尿病 | ≥7.0 | ≥11.1 |

注：IFC和IGT统称为糖调节受损，也称糖尿病前期

表3 糖尿病的诊断标准

| 诊断标准 | 静脉血浆葡萄糖水平（mmol/L） |
|---|---|
| （1）典型糖尿病症状（多饮、多尿、多食、体重下降）<br>加上随机血糖检测<br>或 加上 | ≥11.1 |
| （2）空腹血糖检测<br>或 加上 | ≥7.0 |
| （3）葡萄糖负荷后2h血糖检测<br>无糖尿病症状者，需改日重复检查 | ≥11.1 |

注：空腹状态指至少8h没有进食热量；随机血糖指不考虑上次用餐时间，一天中任意时间的血糖，不能用来诊断空腹血糖受损或糖耐量异常

## 反复阴道炎，罪魁祸首居然是高血糖

文/郑迩遐

37岁的王女士最近老感觉外阴瘙痒，妇科检查之后诊断为阴道炎，可是外洗、内服药物、理疗等多种方式都用上了，病情却总是反反复复。有经验的妇科医生给她查了一个随机血糖，居然高达

17mmol/L，叮嘱她赶紧去内分泌科就诊。

## 首诊：反复感染阴道炎，原来是高血糖作祟

接诊后，医生详细询问了小王的病史。原来她在怀第一个宝宝的时候，24周妊娠糖尿病筛查就有轻度的血糖升高，通过饮食运动控制血糖能达标；怀第二个宝宝时被诊断为妊娠糖尿病，还住院调整血糖，使用了地特胰岛素。

由于孕期血糖控制不错，孩子体重都没有超过4000g，两个宝宝都是自然分娩，很健康。产后她停用了胰岛素，间断监测血糖和糖化血红蛋白，都在正常范围，慢慢地也就放松了警惕。随着孩子成长，她已经忙得3年多没有体检和关注血糖了。

小王很纳闷："我没有糖尿病家族史，生完孩子那两年血糖都很正常，之前医生说我只是妊娠糖尿病，孕期控制好产后应该没有问题。那现在是什么情况？"

医生解释，虽然小王目前没有出现多饮多食多尿、体重下降典型"三多一少"的糖尿病症状，但是小王属于超重人群，而且有妊娠糖尿病病史。医生认为，小王目前反复阴道炎其实就是高血糖的一个表现，建议先做一些相关检查评估和指导治疗。

第二天，检查结果显示，小王的空腹静脉血糖10mmol/L↑，糖化血红蛋白9.1%↑，空腹胰岛素27uIU/ml↑（正常值2.6～24.9），尿常规：白细胞3+，尿糖3+，尿蛋白+，尿酮体-。糖尿病诊断非常明确。

结合小王目前合并感染、体型超重、存在胰岛素抵抗，糖化血红蛋白大于9%这些因素，医生建议小王开始基础胰岛素联合口服药物治疗，并且继续妇科就诊治疗炎症。

医生给小王开了处方（甘精胰岛素+二甲双胍），健康管理师帮她进行了饮食、运动、应对低血糖教育、血糖控制目标和胰岛素注射指导。

## 复诊：相信医生，遵从医嘱，治愈症状

3个月之后，小王来复诊并常规取药。医生一问情况，她既没有听从医嘱监测血糖，也没调整胰岛素剂量，仍然是医生初次设定的剂量。

实际上，每个人对胰岛素的敏感性不一样，不同的人需要不同的剂量；同一个人由于胰岛功能的情况、血糖的基线水平等，所需要的胰岛素剂量也不一样。因此，不是用上胰岛素就万事大吉了。后续的血糖监测、剂量调整的管理更为关键。

"您看您用了三个月的胰岛素，虽然尿蛋白没有了、感染也控制了，但血糖还是没有达标，长此以往，达不到咱们预防远期心脑血管、眼、肾脏并发症的目的。"

医生给她发放了血糖记录表，并让她加入了医院的糖友管理微信群，再三叮嘱她再忙也要3天左右把血糖记录拍照上传，以便于医生微信指导她调整胰岛素剂量。十天之后，小王的血糖调整得非常满意了。

所以，初始使用胰岛素的糖友们，一定要遵从医嘱，按时监测血糖，依据血糖调整胰岛素剂量，才能尽快让血糖达标。

### 表一 血糖监测记录表

| 日期 | 血糖数值（mmol/L） | | | | | 用药 | 备注 |
|---|---|---|---|---|---|---|---|
| | 空腹 | 早餐后 | 午餐后 | 晚餐后 | 睡前 | | |
| | | | | | | | |
| | | | | | | | |
| | | | | | | | |
| | | | | | | | |
| | | | | | | | |

注：1.空腹血糖指至少8小时未进食，晨起不活动时监测的血糖值；2.餐后2小时血糖指从吃第一口饭的时间算起，到2小时所测血糖值；3.就诊前最好连续监测2～3天，测血糖那天和平时一样，用药、饮食、运动不变，到点监测如实记录；4.就诊时携带此表

表二　胰岛素注射剂量调整表

| 空腹血糖值（mmol/L） | 基础胰岛素剂量调整（单位） |
|---|---|
| < 4.4 | -2 |
| 4.4 ~ 6.1 | 0 |
| 6.2 ~ 7.8 | +2 |
| 7.9 ~ 10.0 | +4 |
| > 10.0 | +6 |

《中华医学会糖尿病学分会.中国糖尿病患者胰岛素使用教育管理规范.2011》

## 警惕啦，这6个症状提示血糖过高！ 文/张文燕

先来说个可怕的事实：中国糖尿病患者已经超过了1亿！换句话说，差不多每10个人中就有一个糖尿病患者。

更可怕的是，世界卫生组织的数据显示，中国不仅有1.1亿名糖尿病患者，还有近5亿的成年人处于糖尿病前期。这么算的话，可能每两个人中就有一个，更甚的是这部分人可能还不自知！

雪上加霜的是，糖尿病在患者不自知、不自控的情况下，会引发一系列严重的并发症，比如心血管疾病、肾病、神经受损、失明等。

很多人之所以在前期没注意到自己患病，很大程度上要归咎于高血糖引发的症状很"狡猾"。它们的发展是渐进的，所以患者并没有意识到自己的健康出现问题。即便注意到自己的身体不对劲儿，这些症状表现得也很迷惑人，一时半会儿不会与糖尿病联系在一起。

所以，知道要注意什么症状，有的放矢就很重要啦！不妨看看，

以下6种提示血糖过高的症状，看看你中了没有？

### 症状一：多尿

如果你频繁去厕所，就要注意啦！多尿是提示血糖过高的症状之一。

当你的血液中糖分过多，肾小球的滤过压就会升高，从而排出更多的尿液。因此，你会出现多尿症状，半夜也不例外。

### 症状二：巨渴

多尿意味着体内水分流失比平常多，这会带来脱水的风险。

即便你的饮水量和平常一样，还是会感到嘴唇很干，特别渴。

### 症状三：疲劳

在正常情况下，糖是机体最主要的能量来源，而糖尿病患者，因为胰岛素的绝对缺乏或相对缺乏，糖不能被很好地利用，身体得不到足够的能源，所以会感到乏力。

如果罹患糖尿病，由于肝脏、肌肉组织摄取氨基酸的减少，蛋白质合成减弱，分解代谢加速，导致负氮平衡，从而导致患者出现消瘦、乏力、组织修复能力和抵抗力降低等症状。

另外，如果你大量饮水，导致你半夜频繁起来上厕所的话，也会影响睡眠，使身体不能得到充分的休息，醒来之后还是会有一种类似宿醉的恍惚疲惫感，难免会有一种身体被掏空的感觉。

### 症状四：视野模糊

黄斑部是视网膜中央一个非常细小而专门的晶状体，约1/8寸（约合4.16毫米）的直径，负责视觉中央，辨认微小的物品。如果血糖过高的话，液体会渗入晶状体，使它肿起来。

这会导致晶状体的形状发生变化，因此没办法正常地聚焦。在这种情况下，你的视野就会变得模糊不清，即便带着眼镜也没用。

### 症状五：牙龈出血

热爱糖分的细菌不但会让你的伤口迟迟难以愈合，还会给你的牙龈带来"麻烦"。它们可以让你的牙龈红肿、变软脆弱，在你用牙线或刷牙的时候，还很容易出血。

通常，我们的身体会对抗口腔内引起感染的细菌。然而，一旦血糖过高，口腔内的环境就会发生改变，更适宜这些细菌的生存，弱化口腔对抗细菌的抵抗力。

### 症状六：皮肤改变

血糖过高会导致颈部后方和腋窝的黑色色素沉着。这些部位身体褶皱或皱纹处如果有色素沉着，皮肤看起来就像没有洗干净一样黑乎乎的（被称为黑棘皮病），其实这是身体对胰岛素产生抵抗的标志，可能是糖尿病的一个早期症状。

如果你注意到这种色素沉着，并且体重超重或肥胖，有糖尿病家族史，就需要检查一下血糖水平。虽然你可能还未患上糖尿病，但医生会指导你如何采取措施来预防。

另外，如果你的伤口不易愈合、下肢皮肤色素沉着、反复皮肤感染、皮肤瘙痒或感觉异常，这些都有可能提示您潜伏着糖尿病，需要进一步确诊。

### 出现症状，怎么办？

口渴乏力出现一两天，不是什么大事。如果这些症状持续数天，或者还伴随着其他症状，就要尽快去就医检查了。这些症状可能是糖尿病的相关症状，就医是明智选择。

医生会做一个血液检查，查看血糖值。如果血糖过高，医生会开药，帮助你来控制血糖。健康的生活方式也会带来积极的影响，比如运动减重以及高纤维素低糖的饮食就有可能对糖尿病前期产生逆转效果。

## 血糖高了才是糖尿病？No No No，低血糖才更需小心！

文/唐志学

50岁的老李是小区老年舞蹈队的队员，平时虽说体型胖了点、血压高了点，但精神头不错，自觉身体一直很健康。不过，最近一段时间，身体显然不像他自己觉得的那么好——他常常出现吃饭前心慌、手抖、出汗、头晕等症状。身边经验丰富的糖友提醒他："你这可能是出现了低血糖，赶紧去医院看看吧，别是得了糖尿病吧？"

老李却不以为然："我平时身体很好，也没有糖尿病家族史，每天运动量又很大，怎么会得糖尿病呢，肯定是自己平时吃的太少、太素，看来得加强营养了，回家就让老伴给做红烧肉！"说完哈哈一笑，并未太在意。

**万万没想到，真是糖尿病！**

接下来几天，老李不仅注意饮食，还控制了一下运动量，可症状非但没有消失，还接二连三的出现。这下老李可慌了神，赶紧去医院看病，做了糖耐量检查。

|  | 空腹 | 餐后1小时 | 餐后2小时 | 餐后3小时 |
|---|---|---|---|---|
| 血糖（mmol/L） | 7.3 | 10.2 | 11.4 | 5.1 |
| 胰岛素（uIU/ml） | 5.26 | 36.78 | 41.45 | 66.34 |

老李被确诊为2型糖尿病，这个诊断让老李百思不得其解："糖尿病不是高血糖吗，可我是低血糖怎么也成了糖尿病？医生不会搞错了吧？"

带着诸多疑问，老李来到内分泌专家诊室。专家跟他解释：像老李这样的情况，在临床诊疗中经常遇到。患者由于时常发生低血糖，从不怀疑自己得了糖尿病，反而是觉得是不是吃少了。因为他们并没有出现人们常说的糖尿病患者"三多一少"的症状（即"多饮、多食、多尿、消瘦"症状），反而表现为体重超重或肥胖。

其实，餐前或空腹低血糖，正是一部分2型糖尿患者早期的临床表现，医生也正是从这一点上觉察到这些患者糖尿病的蛛丝马迹的。

## 不只是血糖高，血糖低也要当心！

人们总认为糖尿病就意味着血糖高，但为什么老李经常出现低血糖，却会被诊断为2型糖尿病呢？

这就要从2型糖尿病的病因说起了。2型糖尿病患者的病因之一是胰岛素抵抗。所谓胰岛素抵抗，简单点说，就是胰岛素分泌量正常或增多，但有一大部分胰岛素却"在其位而不谋其政"。血糖因为这群"懒汉"的"消极怠工"而逐渐升高，这样就得了糖尿病。

而大部分患者却以胰岛素分泌相对不足为主。所谓相对不足，主要指胰岛素的分泌延迟。换句话说，当我们进食后，糖分吸收入血达到高峰时，我们的"降糖卫士"胰岛素却被"堵"在路上，从而造成餐后2小时血糖升高。当血糖已经开始降低时，胰岛素却"姗姗来迟"，从而导致血糖的进一步降低而出现低血糖，这一时段正好在餐前或空腹时。

所以我们常说，对于胰岛素我们需要的是"雪中送炭"而不是"锦上添花"。不少人不了解这一点，就会误以为得了"低血糖"症而增加进食量，结果进一步加重血糖异常。

听完专家的讲解，老李茅塞顿开：看来血糖低了不是单纯"加强营养"这么简单的事儿。如果出现空腹尤其是餐前低血糖症状，为了"革命的本钱"，一定要到正规医院查一查血糖，尤其不要忘记查餐后2小时血糖。

根据2018年最新糖尿病指南，如果体重超重或肥胖，合并一项或一项以上其他糖尿病危险因素的，比如肥胖、高脂血症、有糖尿病家族史等无症状的成年人，不论年龄，都应该进行糖尿病筛查以评估糖尿病前期或未来糖尿病的风险，而不要以化验单上的6.1mmol/L为上限标准。尤其是反复低血糖者更应进行糖尿病筛查。

因为按照国内有关疾病防治指南，如果空腹血糖超过5.6mmol/L，就应该进行糖尿病筛查；餐后2小时血糖超过7.8mmol/L，也应该进行糖尿病的筛查，而筛查最好的方法就是口服葡萄糖耐量试验，即我们平时常说的"糖水试验"或"OGTT试验"，这样可以及早发现糖尿病并早期进行干预治疗。

## 10个中国成年人里有4个是糖尿病前期? 文/湛旭迪

34岁的小王生活习惯可不算健康，经常熬夜，在外吃喝应酬，不怎么运动，工作压力又大，眼看着体重不断上涨，成为了别人眼中的"胖子"。

最近单位体检，小王的空腹静脉血糖6.0mmol/L，刚好在正常范围界线内。小王还挺沾沾自喜，没想到，一位医生朋友提醒他："别以为糖尿病离你很远，你的空腹血糖属于正常高值，已经接近6.1mmol/L了，需要进一步检查糖耐量试验、糖化血红蛋白，很可能是糖尿病前期了。"

小王很疑惑，半信半疑，想到奶奶和爸爸都有糖尿病，于是决定到内分泌科就诊检查。化验结果一周后出来了：

|  | 空腹 | 餐后半小时 | 餐后1小时 | 餐后2小时 |
|---|---|---|---|---|
| 血糖（mmol/L） | 5.9 | 9.8 | 10.6 | 9.2 |
| 胰岛素（uIU/ml） | 5.6 | 34.2 | 47.6 | 15.5 |

其中，糖化血红蛋白值为6.2%。医生告诉小王，空腹血糖正常高值不能忽视，他的糖耐量试验中，2小时血糖在7.8mmol/L～11.1mmol/L之间，称为糖尿病前期。这是介于糖尿病和正常血糖之间的一种状态，被认为是糖尿病的必经阶段，是糖尿病的预警信号。

### 如何诊断糖尿病前期？

糖尿病前期的诊断主要包括两个概念：空腹高血糖（IFG）和糖耐量受损（IGT）。

空腹高血糖：是指糖耐量实验，餐后2小时正常，而6.1mmol/L≤空腹血糖（静脉）<7mmol/L；

糖耐量受损：是指糖耐量实验，空腹血糖正常，而7.8mmol/L≤餐后2小时血糖（静脉）<11mmol/L。

下列情况需进行糖尿病前期的筛查：

（1）常规体检中，空腹静脉血糖介于5.7mmol/L～6.1mmol/L者；

（2）年龄超过45岁，尤其是脑力劳动者；

（3）体重指数大于24者，体重指数=体重（kg）÷身高（m）²；

（4）有糖尿病家族史者；

（5）以往有糖耐量异常者；

（6）有血脂异常、高血压、大血管病变者；

（7）在妊娠妇女中，年龄超过30岁，有妊娠糖尿病史者，曾分娩大婴儿（出生时体重≥4公斤）者。

## 糖尿病前期治疗可推迟发病

2017年7月，《美国医学会杂志》发表的研究发现，2013年，我国成人糖尿病患病率为10.9%，糖尿病前期流行率为35.7%。换句话说，近四成中国成年人是糖尿病前期患者。数年后的今天，估计这个数字又会增长。

之所以有这么多的糖尿病"后备军"，其原因与近些年糖尿病患病率迅速增长相同，与经济快速发展、生活水平的提高、生活方式西方化、久坐少运动、压力过大、精神紧张等因素均有关。

糖尿病前期患者就如同处在分岔口上，如果在这个时期进行有效干预，则可推迟和阻止糖尿病的发生。大量的研究表明，糖尿病前期已经存在糖尿病大血管病变和微血管病变为代表的多种风险，因此早期干预意义重大。对糖尿病前期进行干预，可预防和延缓糖尿病的发生，同时延缓糖尿病慢性并发症的发生。

有资料表明，处于糖尿病前期的人，如果任其不管，每年会有10%左右进展为糖尿病，在5年左右的时间内，仅有约30%可能自行恢复为正常；若使用药物，或控制饮食、加强运动等，发生糖尿病的危险可下降30%~75%，恢复为正常血糖状况的概率最高可升至70%。

### 糖尿病前期如何干预治疗

主要以生活方式干预治疗为主，注意控制饮食，别暴饮暴食，少食多餐、规律进食，避免熬夜，戒烟限酒，保持良好心情。适当运动，通过慢跑、爬山、游泳、骑自行车等轻中度有氧方式健身。如果体重超重或肥胖，则要积极减肥，因为肥胖者更容易出现胰岛素抵抗。另外，需要定期监测血糖、糖化血红蛋白、血脂、尿酸、血压等各项指标。

通过这些改变不良的生活方式，如果仍无法有效地降低血糖，那么需要在医生的指导下使用降糖药物治疗。

## 你在被"甜蜜的烦恼"困扰吗？ 文/王丽娟

糖尿病这种"甜蜜的烦恼"正在困扰着越来越多的人们。根据我国流行病学调查，糖尿病发病率已经从30年前的0.67%发展到了如今的10.4%。换句话说，每10名成人当中就有1名糖尿病患者，患病率增加了15倍，现状实在令人担忧。

糖尿病不仅仅是"甜蜜的烦恼"，还是一个"隐匿的杀手"，常常在人们毫无觉察下造成心脏冠状动脉硬化、肾脏损伤、眼底视网膜病变、周围神经病变、糖尿病足坏疽等严重后果，给人们造成身心的痛苦和沉重的经济负担；所以早期预防、早期诊断、早期治疗对于疾病的预后十分重要。

## 哪些人群会被"糖尿病"盯上？

在成年人（＞18岁）中，具有下列任何一个及以上条件的就需要警惕了，"甜蜜的烦恼"就可能已经开始蠢蠢欲动，盘旋在你周围了！

（1）年龄≥40岁；

（2）有糖尿病前期（空腹血糖受损、糖耐量异常或两者同时存在）史；

（3）超重（体重指数BMI≥24kg/m²）或肥胖（BMI≥28kg/m²）和（或）中心型肥胖（男性腰围≥90cm，女性腰围≥85cm）；

（4）静坐生活方式；

（5）一级亲属中有2型糖尿病患者；

（6）有妊娠期糖尿病史的妇女；

（7）高血压［收缩压≥140mmHg（1mmHg=0.133kPa）和（或）舒张压≥90 mmHg］，或正在接受降压治疗者；

（8）血脂异常［高密度脂蛋白胆固醇（HDL-C）≤0.91mmol/L和（或）甘油三酯（TG）≥2.22mmol/L］，或正在接受调脂治疗者；

（9）动脉粥样硬化性心血管疾病（ASCVD）患者；

（10）有一过性类固醇糖尿病病史者；

（11）多囊卵巢综合征（PCOS）患者或伴有与胰岛素抵抗相关的临床状态（如黑棘皮症等）；

（12）长期接受抗精神病药物和（或）抗抑郁药物治疗和他汀类药物治疗的患者。

如果你不幸发现，自己已经符合了1条甚至是2、3条上述项目，请不要惊慌，我们还有"去伪存真"的"打假环节"，也就是进行糖

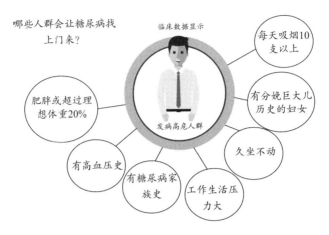

尿病筛查。

## 如何进行糖尿病筛查？

（1）筛查时机：宜早不宜晚，越早越好；首次筛查结果正常的患者，建议每3年至少重复筛查一次；

（2）筛查方法：空腹血糖或任意点血糖筛查是较简便易行的方法，也常作为常规筛查方法，但是均有漏诊可能；较准确的方法推荐OGTT即口服葡萄糖耐量试验，建议到正规医院进行化验评估。

如果你很幸运，筛查过了关，没有发现患糖尿病，但是也不能掉以轻心，仍需要积极的预防，避免被糖尿病"拉下水"，预防的手段也很简单：规律的作息、合理的膳食、控制体重、适量运动、限盐、控烟、限酒、保持心理平衡、多多参与健康教育活动等。

另外，在上述12条项目中，糖尿病前期人群及中心性肥胖是2型糖尿病最重要的高危人群，其中"空腹血糖受损"人群每年有6%～10%的个体进展为2型糖尿病。所以针对这部分人群更应强调早期预防，除了上述基本的预防手段以外，必要时可在医生指导下使用药物进行干预。

# 一文读懂葡萄糖耐量试验

文/郑途遐

50多岁的老张刚做了体检，不过体检报告有点看不明白，于是去医院咨询医生。医生建议他做"葡萄糖耐量试验"。为什么呢？

老张有糖尿病家族史，且空腹血糖6.8mmol/L，虽然他并没有"多饮、多食、多尿和体重下降"的典型症状，但最好还是做一次"葡萄糖耐量实验"，以便进一步确定他是否患有"糖尿病"。医生给老张开了一系列的化验单，以及一包葡萄糖粉，告诉他在糖耐量试验当天使用。

结果老张以为给他开的是补品，回去后每天一勺把那袋葡萄糖粉给喝了。

老张的做法可能极端了点。虽然很多糖友都做过"葡萄糖耐量试验"，但并非每个糖友都能正确理解：什么是葡萄糖耐量试验，有啥用，如何正确操作，有哪些注意事项？这就要请专业人士解答一下啦！

## 何为"糖耐量试验"？

"口服葡萄糖耐量试验"简称"OGTT"，是一种葡萄糖负荷试验，是诊断糖尿病的"金标准"，一般用于怀疑患有糖尿病，而单凭血糖化验结果又不能确诊的患者。对已确诊糖尿病的患者，需对其血糖分泌峰值、胰岛素分泌功能、C肽等做全面了解时，也可以做"糖耐量试验"。

## "糖耐量试验"的原理

人体对其所摄入的葡萄糖的处置调控能力称为"葡萄糖耐量"。

正常人的糖调节机制完好，无论进食多少，血糖都能保持在一个比较稳定的范围内，即使一次性摄入大量的糖分，血糖浓度也只是暂时性轻度升高，并且很快（2~3小时）便可恢复到正常水平，说明正常人对葡萄糖有很强的耐受能力，即葡萄糖耐量正常。

当体内存在胰岛素抵抗和（或）胰岛素分泌异常时，机体对糖的吸收、利用能力下降，在服用一定量的葡萄糖后，血糖浓度则会显著升高，并且短时间内不能恢复至正常水平，说明机体耐糖能力减低，这种现象谓之"糖耐量异常"。

"糖耐量试验"是一种葡萄糖负荷试验，可以检测机体对血糖的调节能力，判断受检者是否存在糖调节异常及糖尿病。换言之，"糖耐量试验"主要用于糖尿病前期的筛查以及糖尿病的诊断。

糖尿病患者做"糖耐量试验"，能依据患者的血糖曲线和胰岛素分泌曲线来判断患者的胰岛功能和胰岛素抵抗的严重程度，指导医生的治疗。

### 糖耐量试验该怎么做？

嘱患者空腹8~10小时，在早晨8点之前空腹静脉取血后，将75g无水葡萄糖粉溶于300毫升温水（如用1分子水葡萄糖则为82.5g），于3~5分钟内喝下，从喝第一口开始计时，分别于30分钟、60分钟、120分钟及180分钟时静脉取血送检，分别测定上述5个时间点的血糖值。医生一般会同时多取一管血加测胰岛素水平。

### 糖耐量试验的结果该如何解读？

正常的空腹血糖在3.9~6.1mmol/L，餐后0.5~1小时血糖达高峰，但不超过11.1mmol/L；餐后2小时血糖在3.9~7.8mmol/L；餐后3

小时血糖恢复至空腹水平。

空腹血糖达6.1～7.0mmol/L为空腹血糖受损，餐后2小时血糖在7.8～11.1mmol/L为糖耐量减低。若空腹血糖高于7.00mmol/L和（或）餐后2小时血糖高于11.10mmol/L，如果有典型糖尿病症状，1次结果达到上述标准，可以确诊糖尿病。如果没有症状，应非同日再做一次糖耐量试验。

空腹血糖受损（IFG）和糖耐量减低（IGT）皆属于"糖尿病前期"，倘若不加干预、任其发展，很可能进展为糖尿患者。

## 糖耐量试验的注意事项

很多细节因素会影响糖耐量试验的检测结果，因此，为了确保实验数据的准确性，我们有必要学习一下做糖耐量试验的注意事项：

（1）试验前3天，正常进食，每天饮食中碳水化合物含量不应低于250～300克。若过分限制饮食，则会使试验结果呈假阳性。这可能是由于长期的低碳水化合物饮食使得胰岛一直以较低水平工作，胰岛素分泌较少，而在口服葡萄糖耐量试验中一下喝掉大量的糖水，胰岛需要加大工作强度、分泌比平时更多的胰岛素来消耗这些糖分，但分泌能力一时跟不上，看起来试验后血糖高于正常，但其实并不是真正的阳性。因此，在测糖耐量之前，必须保证正常饮食，这样检测结果才会准确。严重营养不良者，需要改善营养一段时间后再检测。

（2）试验前及试验过程中，不做剧烈运动，不饮浓茶、咖啡等刺激性饮料，不吸烟、饮酒。保持心情平静，避免精神刺激，因为上述因素会兴奋交感神经，并引起一些升糖激素（如皮质醇）的分泌增加，从而使血糖升高。

（3）应激状态下和某些疾病发作时不要做糖耐量试验。如外伤、感染、急性病发作、手术等应激状态，或者甲亢等内分泌疾病，或是有呕吐、腹泻、发热等都能导致血糖升高，其间不宜做糖耐量试验。

（4）试验前尽可能停用一切可能影响血糖（升高或降低）的药物，如糖皮质激素、避孕药、噻嗪类利尿剂、磺胺类药物、水杨酸钠等3～7天，以免影响糖耐量试验结果。如果有些药实在不能停，建议检测糖化血红蛋白，这一指标可反映过去2～3个月的血糖水平，较为客观、准确。

（5）实验过程中不得进食，但不绝对限制饮水，口渴时可以适量喝少量白开水（起到润喉作用即可）。

（6）试验对血糖是有要求的：试验前一般会要求受试者测空腹指血血糖，血糖小于10mmol/L才可进行。为保证血糖数值准确，血标本应在抽取后尽快送检。如果空腹血糖超过10mmol/L，则说明受试者存在高糖毒性抑制作用，此时的数据不能真实反映受试者的胰岛功能。再者，空腹血糖偏高的情况下口服糖水会使高血糖雪上加霜，给受试者带来不必要的损害。

（7）胃切除术后的患者会使肠道迅速吸收葡萄糖，而严重的肝病等患者肝脏不能相应快速摄取葡萄糖，故上述情况不适宜做口服糖耐量试验（OGTT），须采用静脉注射葡萄糖耐量试验（IVGTT）。具体方法是：静注50%葡萄糖50毫升，按口服法留取标本送检。

### 哪些人应该需要做糖耐量试验呢？

（1）糖尿病家族史者；

（2）年龄45岁以上者；

（3）体重超重或肥胖者；

（4）有高血压、高血脂或血尿酸偏高者；

（5）患有心脑血管疾病者；

（6）空腹血糖受损（即空腹血糖高于正常但未达到糖尿病诊断标准）的人群；

（7）空腹血糖正常者若有典型的糖尿病症状，也应及时了解糖耐量状况，可以及早发现异常，有效减少漏诊；

（8）糖尿病患者如果要了解胰岛分泌功能和胰岛素抵抗的情况，也可以做糖耐量试验；

（9）有妊娠糖尿病病史或者分娩巨大儿的妇女；

（10）在妊娠24～28周之间做"糖筛"异常的孕妇。

## "好记性不如烂笔头"，有经验的糖友这么自我管理

文/曹洪民　郑迩遐

刚发现自己得了糖尿病的患者，大多数的反应可能是心慌意乱，不知道以后该怎么办才好。甚至有些患了糖尿病好几年的糖友也会丢三落四，比如在医院就诊取药刚回家，就想起来要么有些症状忘了说，要么正在服用某药能否和此次开的药同时服用，再或者是某药忘了开等。

正好最近发现了一位退休老人的糖尿病自我管理方法较科学，经验值得分享给其他糖友，以便借鉴。

这位糖友不仅对自己的疾病有正确的认识，撰写了"六十年健康状况自我评价报告"，还将自己历年来的就诊资料按顺序装订成册，每次就诊前根据资料写成简明扼要的书面情况，内容包括：

● 此次就诊主要症状——目前身体有哪些不舒服的情况，希望医生帮助解决的问题，比如说头晕、失眠、心慌等；

● 糖尿病病史——糖尿病的确诊时间，有无"三多一少"的症状，有无心脏、血管、神经的并发症，采用过哪些治疗方案和药物疗效，近期血糖、血压控制情况，饮食和运动情况等；

● 既往病史——过去曾患何种疾病，因何病住院治疗，做过什么手术、留下什么后遗症等；

● 目前用药情况——药物的种类、剂量、服药的方法和频率，有无用药不适，是否漏服等；

● 过敏史——对何种药物过敏（这点很重要，可以提示医生避害趋利）；

● 辅助检查——按时间顺序将历次化验检查结果归类粘贴在一起，自我监测的血糖血压数值表等；

● 一般情况——体重增减、腰围、饮食、夜眠和大小便等情况。

这份自我评价报告能让医生在最短的时间内对患者的病情有全面的了解，不仅有助于医患沟通和理解，也能帮助医生选择最佳治疗方案，获得双赢的效果。

一方面，各位糖友文化水平参差不齐，对待疾病的态度也有差异，就诊前难以像这位糖友那样写出详细全面的资料。另一方面，记忆力会随着年龄的增加而下降，糖友们往往在就诊陈述病情或复诊开药时会丢三落四。更何况医院人满为患，每位患者的就诊时间受到了限制。因此，就算无法将自己的状况和管理记得如此全面且完整，但总归"好记性不如烂笔头"，糖友就诊前针对自己此次就诊的目的记上几点简要的提纲，就诊时就能有条不紊地向医生陈述病情，一定能获得事半功倍的效果。

# 高龄产妇的困扰——妊娠期糖尿病

文/席亚娟

妮娜和老公都是北漂博士，经过几年的打拼，在北京建造好了舒适的小家，于是下一代的问题提上了日程：戒烟戒酒戒桑拿、加强营养、补充叶酸、多方学习各种孕育知识。

一年过去了，妮娜依然没有怀孕迹象，因此去妇产科门诊，经过系统检查，被诊断为多囊卵巢。妮娜接受了促排卵治疗，三个月后终于怀孕了。

因为高龄妊娠，夫妻二人格外珍视腹中的胎儿，特意将妮娜的妈妈接到身边。在妈妈的精心呵护下，妮娜在短短2个月的时间里，体重增加了10公斤，为此医生对妮娜提出了"严重警告"，告诉她孕期体重过度增长的危害及控制体重合理增长的必要性。

但是，医生的警告和建议无力抵抗妈妈的美食诱惑。转眼到了24周，妮娜进行糖耐量检查，血糖值分别为：空腹5.0mmol/L，1小时9.8mmol/L，2小时8.6mmol/L，2小时结果异常，诊断为妊娠期糖尿病。

妮娜心中充满了疑虑：妊娠期糖尿病是怎么回事？会影响到孩子吗？为了缓解高龄准妈妈的疑虑，让医生来解释一下妊娠期糖尿病的知识吧！

## 妊娠期糖尿病是什么？

指的是妊娠期发生的糖代谢异常，诊断方法和标准如下：在妊娠24～28周时行糖耐量试验（OGTT）。试验前连续3天正常饮食，每日进食碳水化合物不少于150克，晨起禁食至少8小时，检查期间静坐、禁烟。检查时，5分钟内口服含75克葡萄糖的液体300毫升，分别抽取孕妇服糖前及服糖后1、2小时的静脉血（从开始饮用葡萄糖水计算时间），服糖前及服糖后1、2小时，3项血糖值应分别低于5.1、10.0、8.5mmol/L（92、180、153mg/dl）。任何一项血糖值达到或超过上述标准即诊断为妊娠期糖尿病（GDM）。

妊娠合并糖尿病的危害：

（1）自然流产率、先天畸形率增加。

（2）妊娠期并发症增加：妊娠期高血压疾病、巨大儿、微血管病变（糖尿病肾病、视网膜病变、心肌梗死、脑血栓等）。

（3）感染及羊水过多：羊水过多的发生率比正常准妈妈高10倍，易发生各种感染（包括泌尿系统、呼吸系统、皮肤、产褥期感染等），甚至发生糖尿病酮症酸中毒、糖尿病非酮症高渗性昏迷、糖尿病乳酸性酸中毒等严重并发症。

（4）难产与损伤：糖妈妈剖宫产分娩的概率增加25%～80%，难产的概率是非糖妈妈的6倍，甚至发生臂丛神经损伤或锁骨骨折等严重并发症。

（5）高血糖的内环境还会使胎儿出现宫内窘迫，甚至胎死宫内等严重危害母儿生命安全的并发症，因此，糖妈妈常常需要提前终止妊娠。

（6）如果宝宝长时间处于高糖环境，他本身已产生许多胰岛素，所以当脐带剪断后，就会导致新出生的宝宝出现呼吸窘迫综合症以及低血糖，严重时还可能会休克。

（7）虽然妊娠糖尿病会带来如此多可怕的后果，不过准妈妈也无须太担心。只要血糖控制适宜，就能够安心度过整个孕期。

### 孕期血糖控制目标

GDM患者妊娠期血糖应控制在餐前及餐后2小时血糖值分别

≤5.3、6.7mmol/L（95、120 mg/dl），特殊情况下可测餐后1小时血糖≤7.8mmol/L（140 mg/dl）；夜间血糖≥3.3mmol/L（60 mg/dl）；妊娠期糖化血红蛋白（HbA1c）宜＜5.5%。

### 糖妈妈的孕期治疗

首先要注意饮食控制和运动。

治疗目标：控制血糖水平正常，预防酮症发生，维持体重合理增长，保证胎儿生长发育正常。

控制饮食：实行少食多餐，定时定量。早、中、晚三餐的能量应分别控制在每日摄入总能量的10%～15%、30%、30%，每次加餐的能量可以占5%～10%，有助于防止餐前过度饥饿。这样既能保证每天热卡的需求，又不至于使血糖波动过大。

控制和保持每日摄入的总热量，但应避免能量限制过度，妊娠早期应保证不低于1500 kcal/d，妊娠晚期不低于1800 kcal/d。

碳水化合物：摄入量占总能量的50%～60%，每日碳水化合物不低于150g。

蛋白质：摄入量占总能量的15%～20%，以满足孕妇妊娠期生理调节及胎儿生长发育之需。

脂肪：摄入量占总能量的25%～30%。但应适当限制饱和脂肪酸含量高的食物，摄入量不应超过总摄入能量的7%，如动物油脂、红肉类、椰奶、全脂奶制品等；而单不饱和脂肪酸如橄榄油、山茶油等，应占脂肪供能的1/3以上。减少反式脂肪酸摄入量可降低低密度脂蛋白胆固醇、增加高密度脂蛋白胆固醇的水平。

膳食纤维：是不产生能量的多糖。推荐每日摄入量25～30 g。水果中的果胶、海带、紫菜中的藻胶、某些豆类中的胍胶和魔芋粉等具有控制餐后血糖上升程度、改善葡萄糖耐量和降低血胆固醇的作用。饮食中可多选用富含膳食纤维的燕麦片、荞麦面等粗杂粮，以及新鲜蔬菜、水果、藻类食物等。

维生素和矿物质：妊娠期铁、叶酸和维生素D的需要量增加了1倍，钙、磷、维生素$B_1$、维生素$B_6$的需要量增加了33%～50%，锌、核黄素的需要量增加了20%～25%，维生素A、$B_{12}$、C、硒、钾、维生素$B_7$、烟酸和每日总能量的需要量增加了18%左右。因此，建议妊娠期有计划地增加富含维生素$B_6$、钙、钾、铁、锌、铜的食物，例如瘦肉、家禽、鱼、虾、奶制品、新鲜水果和蔬菜等。

总之要保证食物品种多样化，每日膳食中食物品种应达到5大类、18种以上：

3种以上的粮食类食物（含薯类）

3种以上动物性食物（鱼、肉、蛋、奶）

6种以上蔬菜（根、茎、叶、花、果类）、菌藻类（蘑菇、木耳、海带、紫菜）

2种以上水果类食物（包括坚果）

2种大豆及其制品

2种食用植物油

平衡膳食每日建议：

一、二、三、四、五、（六）；红、黄、绿、白、黑

一：1个水果　　　红：畜禽肉类

二：2盘蔬菜　　　黄：豆类、胡萝卜、红薯等红黄色食物

三：3勺植物油　　绿：绿色蔬菜、水果

四：4碗米饭　　　白：米、面、银耳、百合

五：5种蛋白　　　黑：海参、木耳、黑芝麻

六：6杯水

适度运动：每日坚持合理的锻炼，可以有效地提高胰岛素的敏感性，改善血糖及血脂代谢，避免体重增长过快，从而对于控制过高的血糖有很好的帮助。每次进食30分钟后开始运动，每次运动时间控制在30~40分钟，运动后休息30分钟。血糖水平＜3.3mmol/L或＞13.9mmol/L者停止运动。运动时应随身携带饼干或糖果，有低血糖征兆时及时食用。

对于绝大多数血糖轻度升高的糖妈妈而言，单纯饮食及运动的调整即可将血糖控制在正常范围内。

听完医生的讲解，妮娜认为医生有点小题大做，自己的血糖只是2小时高那么一点点，不可能有那么严重的后果，因此并没有遵从医生的饮食和运动建议。

由于饮食指导、运动指导对妮娜的血糖控制收效甚微，胰岛素作为药物治疗的首选被提上日程。但是，受到了妮娜的坚决抵制，自此，医生得到的来自妮娜的血糖记录全部正常，胎儿却在迅速增长，39周不得不选择剖宫产，胎儿体重5500克。面对肥壮的儿子，妮娜才意识到问题的严重性，开始了给儿子的减肥历程，结果导致儿子一个月内3次因为严重低血糖不得不住院治疗。妮娜不断后悔孕期没有听从医生建议。

那么，生完宝宝后，妮娜的妊娠期糖尿病是不是痊愈了呢？

产后42天复查时，医生给出了答案：

大多数患者产后糖代谢异常能够恢复。但是，在产后6周至28年内，有2.6%~70% GDM将发展为2型糖尿病，特别是那些有糖尿病家族史、怀孕前20周确诊糖尿病、空腹血糖高、胰岛素用量大或者产后肥胖的患者。因此，建议产后恢复正常饮食后尽早进行糖尿病复查：

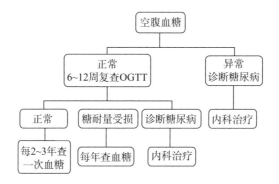

健康的生活方式可以预防和推迟糖尿病的发生。对于孕前体重指数值过高或肥胖、孕期体重增加过快及产后体重持续超标者，合理膳食，适当运动，保持体重在正常范围内，可以使远期2型糖尿病的发病率降低58%。提倡母乳喂养，坚持母乳喂养2年，可以将2型糖尿病的发病率降低50%。

由于糖宝宝也是糖尿病患病的高危人群，也要对其进行随访以及健康生活方式的指导，定期测量身长、体重、头围、腹围，必要时检测血压及血糖。

# 第 二 章

# 糖尿病并发症

## 糖尿病慢性并发症知多少？

文/王瑞雪

糖尿病患病率逐年升高，40年间增长了近13倍，其中将近1/4患者在中国。真正可怕的不是糖尿病本身，而是糖尿病所产生的各种并发症，尤其是慢性并发症，所以糖尿病治疗不仅仅是降低血糖，而是通过综合治疗来减少糖尿病并发症的发生，应做到早筛查、早发现、早治疗。

血管、肾脏、眼部、四肢，糖尿病慢性并发症影响着糖友们身体的各个部位。"工欲善其事，必先利其器"，要想预防或缓解糖尿病慢性并发症，糖友们需要先了解糖尿病有哪些慢性并发症。

### 糖尿病大血管病变

糖尿病为心脑血管疾患的独立危险因素。与非糖尿患者群相比，糖尿病患者发生心脑血管疾病的风险增加2~4倍。糖尿病确诊时及以后，应每年于医院经专业医师评估心血管病变的风险因素，评估的内容包括心血管病现病史及既往史、年龄、有无心血管风险因素（吸烟、高血压、血脂紊乱、肥胖特别是腹型肥胖、早发心血管疾病的家族史）、肾脏损害（尿白蛋白排泄率增高等）、心房颤动（可导致卒中）等。

## 糖尿病肾病

1型糖尿病患者一般5年后才会发生糖尿病肾病，2型糖尿病患者在诊断时即可伴有糖尿病肾病。确诊2型糖尿病后每年应至少进行一次肾脏病变筛查，包括尿常规、尿白蛋白/肌酐比值和血肌酐。这种筛查方式有助于发现早期肾脏损伤，并鉴别其他一些常见的非糖尿病性肾病。

## 糖尿病眼底病变

糖尿病视网膜病变是糖尿病最常见的微血管并发症之一，也是处于工作年龄人群第一位的不可逆性致盲性疾病。糖尿病视网膜病变（包括糖尿病黄斑水肿）的患者可能无明显临床症状，因此，从防盲角度来说，定期做眼底检查尤为重要。2型糖尿病在诊断前常已存在一段时间，诊断时视网膜病变的发生率较高，因此，2型糖尿病患者在确诊后应尽快进行首次眼底检查和其他方面的眼科检查。而1型糖尿病患者，也应在诊断后的5年内进行筛查。

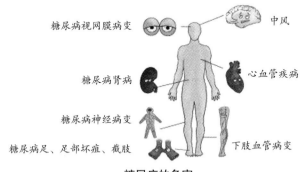

**糖尿病的危害**

## 糖尿病周围神经病变

糖尿病神经病变是糖尿病最常见的慢性并发症之一，病变可累及中枢神经及周围神经，以后者多见。其中以远端对称性多发性神经病变最具代表性。所有2型糖尿病患者确诊时和1型糖尿病患者诊断5年后，至少每年筛查一次。有典型症状者易于发现和诊断，无症状者需要通过体格检查和神经电生理检查做出诊断。

### 糖尿病性下肢血管病变

糖尿病患者下肢动脉病变通常是指下肢动脉粥样硬化性病变（LEAD）。踝肱指数（ABI）为筛查主要手段。对于50岁以上的糖尿病患者，应该常规进行LEAD的筛查。伴有LEAD发病危险因素（如合并心脑血管病变、血脂异常、高血压、吸烟或糖尿病病程5年以上）的糖尿病患者应该每年至少筛查一次。对于有足溃疡、坏疽的糖尿病患者，不论其年龄，都应进行全面的动脉病变检查及评估。

### 糖尿病足

糖尿病足病是糖尿病患者因下肢远端神经异常和不同程度的血管病变导致的足部感染、溃疡和（或）深层组织破坏。糖尿病足病治疗困难，但预防则比较有效。故对于所有的糖尿病患者，需定期去医院进行足部检查，包括足是否有畸形、胼胝、溃疡、皮肤颜色变化等；足背动脉和胫后动脉搏动、皮肤温度以及有否感觉异常等。

## ◀◀ 别让糖尿病关上您的心灵之窗 文/尹源源

眼睛是心灵的窗户，人人都希望拥有清晰的视力享受美好的大千世界。糖尿病患者也同样应该享有这看得清的权利，但偏偏有些患者会由于糖尿病性视网膜病变、并发性白内障等眼疾导致视力下降甚至失明。

## 什么是糖尿病性视网膜病变？

糖尿病性视网膜病变是50岁以上患者重要的致盲原因，在西方则成为首要的致盲病。在中国，约1/3糖尿病患者有糖尿病视网膜病变，其中又有1/3面临失明的风险。

糖尿病病程越长，糖尿病性视网膜病变发生率越高。无论1型，还是2型糖尿病，其病程越长，高血糖对视网膜血管的伤害会越来越明显，因此，糖尿病性视网膜病变的发生率就会越高。视网膜被长期、慢性高血糖破坏如果始终得不到遏制，最终都难逃失明的结局。

## 糖尿病为什么会使视网膜发生病变，甚至失明？

在我们眼球后面有一层布满了微血管的薄膜，这就是视网膜。

视网膜就好像是照相机底片，眼睛有了这层薄膜，我们看到外界的东西才能完整地成像。

长期、慢性的高血糖会引起氧化应激及炎症反应，逐渐引起视网膜微血管的损伤，进而出现水肿、渗出等临床症状。而此时还仅仅属于糖尿病性视网膜病变的早、中期，医学上称为"非增殖期"，英文缩写NPDR。等视网膜的上述症状越来越严重时（由非增殖期发展为增殖期PDR），还会出现新生血管，甚至牵拉视网膜脱离，致使视力下降，最终失明。

就像相机底片被剪破曝光、被剪破或者被拉扯掉都会影响投影成像，甚至不成像。

糖尿病性视网膜病变虽然会导致失明，但是，处于病变早期可能并不会出现临床症状，不易引起患者注意。到了晚期视网膜的严重破坏或者视网膜脱离等都会导致视物变形、视力严重下降甚至失明。

### 糖尿病性视网膜病变如何预防和治疗？

得了糖尿病，该如何预防视网膜病变，保护视力，这需要糖友们充分重视。

要做到控制血糖、适量运动、合理饮食。

要足够重视糖尿病可能给眼睛带来的伤害。

在早期及时发现并给予适当的治疗，会大大地降低糖尿病对眼的伤害，也会大大降低视力下降的危险。

严格控制糖尿病患者的血糖确实可以使糖尿病并发症大大减少，但不能绝对避免，甚至有患者在未查出糖尿病时已经发生了糖尿病性视网膜病变。此外，眼底血管能直接反映视网膜受损情况，还能评估疾病对全身血管的损害程度。通过视网膜病变可以判断出其他脏器的受损状况。所以，糖尿病患者尽早检查眼底，对治疗糖尿病性视网膜病变和其他糖尿病并发症有重要意义。

通常眼科医生使用特殊器械进行一系列影像学检查。其中最重要的是相干光断层扫描（OCT）和荧光血管造影（FFA）检查，目的是进一步评估视网膜情况和指导眼底治疗。OCT主要提供黄斑部的检查情况和眼底后极部照相，判断有无黄斑水肿及眼底后极部有无出血渗出等。这些检查会帮助医生判断视力下降的原因，并决定是否需要激光治疗及激光治疗的范围。OCT方便无创，是现阶段眼底检查的首选。FFA涉及静脉注射荧光素，注射造影剂进入体内后通过视网膜血管，显示血管渗漏，血管闭塞和新生血管形成的情况。如果由于玻璃体积血医生不能看清眼底，就应该做超声检查。超声波可以穿透积血，看清视网膜是否有脱离。

糖尿病患者眼部就诊时间及随访频次建议如下：

| 糖尿病发生年龄 | 首次眼部就诊时间 | 建议复诊时间 |
| --- | --- | --- |
| 10～30岁 | 确诊后5年内 | 半年一次 |
| >30岁 | 确诊时 | 半年一次 |
| 妊娠前 | 早孕3个月内 | 每3个月一次 |
| 任何年龄 | 既往有糖尿病视网膜病变 | 根据情况密切观察，1～3个月一次 |

针对黄斑水肿，目前最有效的治疗是进行眼内注射抗VEGF（抗血管内皮生长因子）药物，可以显著减轻黄斑水肿和抑制新生血管形成。眼底激光治疗可以使异常的新生血管收缩，减轻黄斑水肿，常用于黄斑水肿、增殖性糖尿病视网膜病变和新生血管性青光眼。眼底玻璃体切除手术用于反复玻璃体积血和机化及视网膜脱离的患者。

● 阻止糖尿病对眼睛的持续性伤害；

● 延缓糖尿病性视网膜病变进程；

● 改善视功能，提高视力，降低失明的风险；

● 提高生活质量，减轻经济负担。

## 糖尿病并发性白内障为何发生？如何治疗？

正常情况下，晶状体通过囊膜吸收房水中的营养物质，排出代谢产物。当患有糖尿病时，晶状体渗透压升高，吸收水分而肿胀，加之蛋白质合成发生障碍，最终导致晶状体混浊，长期慢性高血糖久而久之就会引发白内障。

因此，糖尿病白内障患者首先要到专业的眼科医院做详细的眼部检查，通过散瞳检查晶状体和眼底，明确白内障程度和糖尿病眼底分期，必要时做眼底荧光造影。

糖尿病并发性白内障的症状包括视物模糊、怕光。如看物体较暗，呈黄色，甚至单眼复视、多视或近视及视物变形，视力呈渐进性减退等。

对糖尿病白内障患者的治疗，一定需要专业的白内障手术医生根据眼底病变的分期及白内障晶状体混浊的程度，来选择治疗方案，是先做白内障手术，还是先治疗眼底病变，或者二者同时进行治疗。如糖尿病眼底病变是主要问题，则应该先治疗眼底病变，已经发展到需要激光治疗程度的患者，可以先做激光治疗。如果白内障混浊的程度较重、影响激光治疗，则需要先做白内障手术。如果眼底病变达到Ⅴ期以上，白内障影响眼底玻切手术时，可联合白内障手术及眼底玻切治疗。与糖尿病性视网膜病变相比，单纯的并发性白内障是可以治愈的。

许多白内障患者等到白内障成熟，什么也看不见时才去看医生做手术，这是一种陈旧的观念，非常错误。如果等到视力很差的时候再做手术，这时白内障在眼内变得很硬，再做手术时，需要消耗的能量就明显增多，手术时间也会延长，这样势必会对眼内组织造成较大的损伤，术后恢复就会慢一些。膨胀后的白内障还会继发青光眼。

所以糖尿病的患者定期眼科系统检查尤为重要，需要白内障手术医生帮您选择最佳的手术时机。

### 正视糖尿病　积极行动

预防优于治疗，定期眼科检查很重要。良好的筛查和护理，可避免绝大多数由糖尿病引起的视力障碍。

无论糖尿病对您的眼睛是否造成伤害，或者伤害得严重与否，从知道的这一刻起，应积极行动起来，才能有效控制眼底病变的发展，抓住白内障手术的最佳时机，降低糖尿病对眼睛的伤害。不让糖尿病关上您的心灵之窗！

# 出现"间歇性跛行"，原来是糖尿病并发症在作祟

文/郑途遐

老李最近总觉得走路时左腿像灌了铅一样沉重，走不了几百米就得停下来歇一歇，然后才能继续前行，每天出门买菜，明明不远的一段路程，总得歇好几起才能到家。他自己试过按摩、贴膏药，也不怎么管用。

家人带着老爷子到神经内科、骨科转了一圈，头颅CT、腰椎核磁都做了，大夫一看结果，纷纷摇头：老爷子的这个症状，不是我们科的问题引起的啊，不如看看血管外科吧，下肢血管堵塞也可以引起这症状。有经验的外科医生把手往李大爷的左足背上一搭，说道："足背动脉摸不到，应该是下肢血管出问题了。"

经过询问，原来老李是位糖龄十几年的老糖友，自以为打上胰岛素就万事大吉了，一直也没把病放在心上，平时只是去社区取些降糖药，既不注意饮食，也少监测血糖，而且他还有30年的烟龄，每天一包，从不间断。医生给他开了双下肢的血管超声、血生化和糖化血红蛋白等相关检查。

## 定期筛查糖尿病并发症，不要亡羊补牢

一周后，拿到结果的老李傻眼了。血管超声显示：左侧胫动脉

80%闭塞，左侧胫前动脉完全闭塞，右侧胫动脉50%闭塞，右侧胫前动脉70%闭塞。糖化血红蛋白9.6%↑。血脂：甘油三酯（TC）2.7mmol/L↑，总胆固醇（TG）6.4mmol/L↑，高密度脂蛋白胆固醇（HDL-C）0.9mmol/L↓，低密度脂蛋白胆固醇（LDL-C）4.5mmol/L↑。

原来老李得的就是糖尿病的并发症之一——下肢动脉病变，它是外周动脉疾病（PAD）的一个组成部分。由于长期的高血糖、高血脂、高凝状态以及吸烟等对血管壁的损害和血小板的聚集，形成动脉粥样硬化，最终导致血管狭窄甚至闭塞，它可以出现在全身各大动脉，如双下肢动脉、颈动脉、肾动脉、肠系膜动脉等，从而出现相应的症状。因此下肢动脉病变通常指的是下肢动脉粥样硬化病变（LEAD），严重时表现为重度肢体缺血，出现以痉挛和疼痛为特征的间歇性跛行（老李出现的典型症状），是足部溃疡、坏疽和下肢截肢的严重危险因素。

医生建议老李进行左下肢血运重建。经过手术，老李左下肢放入了两枚支架，同时接受积极控制血糖血脂、抗血小板聚集、戒烟、改善微循环等综合管理和治疗，左下肢才慢慢地恢复了力气。出院时，医生语重心长地说道："以后一定要重视自我管理，定期监测血糖、血脂、糖化血红蛋白，争取各项指标综合达标，最重要的是一定要定期筛查糖尿病的并发症，及时发现状况，不要等到亡羊补牢才悔不当初。"

## 糖尿病外周动脉硬化的危害

由于PAD与冠状动脉疾病和脑血管疾病等动脉血栓性疾病在发病机制上有共性，如内皮功能的损害、氧化应激等，因此临床上这几种病变常同时存在，故PAD对冠状动脉疾病和脑血管疾病有提示价值。

下肢动脉病变对机体的危害除了导致下肢缺血性溃疡和截肢外，更重要的是这些患者的心血管事件发生风险明显增加，病死率更高。

此外，下肢动脉病变比较隐匿，只有10%～20%的糖友有间歇性跛行的表现，大多数无症状。因此对于高危人群的早期筛查、综合干预尤为重要。

### 作为糖友，如何及早发现PAD的蛛丝马迹呢？

最简单的方法就是每天摸摸足背动脉，如果搏动明显减弱甚至摸不到，就强烈提示下肢血管动脉有问题了；

下肢动脉缺血的人，脚的温度往往是偏低的，和健康人的脚温度明显不一样；

走路时间长一点就会感到腿酸痛，需要休息才能缓解（即间歇性跛行）。

以上三点是简单的自测方法，确诊还需到医院做专门的检查。

### 临床上如何检查PAD？

在临床上主要是以踝臂指数（ABI）筛查PAD。踝臂指数指一侧肢体的最高踝部收缩压与最高的肱动脉收缩压之比，是评价外周动脉疾病重要的指标。

国内外共识指出：静息时ABI 0.9～1.3为正常，大于1.30提示动脉弹性差，0.70～0.90提示轻度PAD，0.40～0.69提示中度PAD，小于0.40提示严重PAD，如果不处理往往会有严重的后果，会出现溃疡的情况。

ABI测定简单无创且重复性好，是筛查PAD的重要措施，但如果确诊还要做血管超声或造影。

对于年龄大于50岁的糖友，应该常规筛查。对于那些小于50岁但是存在危险因素的糖友（如吸烟、高血压、高血脂、心脑血管疾病、糖尿病病程大于5年），也应该每年进行筛查。

### 如何治疗PAD？

生活方式：糖友要加强足部保护，冬天注意保温，不可穿过紧鞋袜，不可热水泡足以免烫伤；步行锻炼，有助于促进侧支循环，但没做血运重建者不适合行走时间过长；特别是要戒烟限酒。

综合控制：定期监测，做到血压、血糖、血脂全达标；如无禁忌症，使用抗血小板药物。

配合使用一些扩张血管的药物，如前列地尔。此外，疼痛明显时也可使用己酮可可碱和西洛他唑等药物，但疗效尚不确切。

要对血管进行详细的检查和评估，如果很严重，可能需要手术开通血运重建。

## ◀◀ 当糖尿病遇上"痴呆"

文/王丽娟

前些日子，隔壁刘阿姨忧心忡忡地诉苦："我们家老董刚60岁怎么现在跟个娃娃似的，干什么都不让人放心，烧开水忘关火，让买酱油他出去半天买袋盐。昨天和他约好去听戏，今天人家就忘得一干二净。更严重的是有一次刚打完胰岛素他都不记得了，还要再打一次，幸亏我给拦住了，不然低血糖要命啊，他自己脾气还挺大。原来我们家老董可是不这样，难道他得老年痴呆了，这可怎么办啊？"

刘阿姨的老伴董老师今年61岁，是一名退休外科医生，同时也是一名多年的糖尿病患者了。别看他是医生，但是常年外科工作压力和工作强度，反而让他没有较多时间关注自身的血糖问题。血糖控制波动较大，有时还有低血糖的发生；随着时间推移，他也感觉自己的身体越发力不从心了，尤其在记忆力、理解力、计算力等脑力活动方面大不如前，还常常着急，脾气也比以前暴躁、偏执，给家人带来许多困扰。

董老师在医生的建议下做了头颅的检查和相关认知功能量表的检查，最终他被诊断为轻度认知障碍（MCI），脑动脉硬化。刘阿姨着急了，董老师怎么会得轻度认知障碍呢？董老师除了糖尿病以外没有其他特殊疾病，家里也没有其他人有相关病史。

## 轻度认知障碍和糖尿病有什么关系？

"轻度认知障碍"这个词可能对一般人来说有点陌生，但是提到"痴呆"，大家应该比较熟悉了。通常来说，轻度认知障碍常为痴呆的前期表现，是指有轻度认知减退，包括记忆力、理解力、计算力、执行能力、定向力等方面功能的逐渐减退，但是没有明显影响日常生活能力、社交活动，目前认为轻度认知障碍是可以部分逆转、延缓进展的，所以早期发现和评估，适当干预是有益的。

大量的流行病学调查显示，2型糖尿病可加速患者认知功能减退，发生MCI的风险较非糖尿病患者增加1.5倍，发生痴呆的风险为1.3~3.4倍，2型糖尿病是认知功能障碍的一个风险因素，需要加强关注。

2型糖尿病造成认知功能障碍的可能机制包括以下因素：

● 高血糖毒性；

- 反复低血糖损伤;

- 胰岛素抵抗;

- 血管病变（包括大动脉及微血管病变）;

- 脑源性神经营养因子降低;

- 遗传因素等。

在现实生活中，MCI患者常常是被自己身边的人发现一些记忆力、理解力的问题，所以诊断率偏低；所以建议糖尿病患者可以自查相关症状，及时找相关专科医师进行筛查、明确诊断。在临床上，除了医师的病史询问、体格检查等基本情况的检查外，常用的筛查手段是使用评估量表，最常用的是蒙特利尔认知评估量表和简易精神状态检查量表，一般十分钟左右能完成；其他的影像学检查、基因等的检查因为复杂、性价比不高不建议常规筛查。

### 如何照护有轻度认知障碍的糖友们?

刘阿姨在了解了董老师的病情后反而更担忧了：董老师的病会进展成痴呆吗？怎么才能治疗？

目前的临床研究对于轻度认知障碍患者的预后并不能确定，根据研究的国家以及人群的不同，报告的MCI转为痴呆的年转化率从低于5%到12%~20%，很多MCI患者（40%~70%）也并不会进展至痴呆，而另外一些MCI患者（15%~20%）在1~2年后会出现认知改善。

糖尿病合并轻度认知障碍的治疗和管理需要更多来自家庭及医护人员的支持，在此基础上应关注以下几点：

血糖的控制：有研究显示糖化血红蛋白与认知功能减退相关，尤其糖化血红蛋白在7%以上，MCI风险升高；同时严重的低血糖也可增加痴呆风险；所以建议由内分泌科医师根据患者情况制定相应的控制策略。

适当定期体育锻炼：近期美国神经病学学会首次将体育锻炼作为治疗手段写入更新的MCI指南中，一般建议每周至少2次有氧运动，如慢跑、游泳等。

控制相关危险因素：如合并高血压、血脂异常、脑卒中、吸烟、酗酒等，均可能促进MCI进展，应积极控制。

定期随访：建议定期（一般6个月左右）到神经内科等专科进行量表等的评估，了解病情进展，指导调整治疗。

可以进行一些认知干预治疗：如参与脑力劳动、社交活动等。

长远规划：临床医生应该和患者及家属讨论一些长远的规划问题，如事前指示、驾驶安全、财务和遗产计划等。

药物治疗：避免一些可能导致认知障碍的药物；目前没有大型临床试验证实的能改善MCI的特效药物，所以并不推荐胆碱酯酶抑制剂。

总之，当2型糖尿病遇上"痴呆"，需要我们更加警惕，控制住血糖，同时投入更多的关心和支持，让患者的生命质量进一步的提高，相信随着医学研究的深入，将来会有更多的办法来帮助董老师们！

# 得了心梗，却不自知？糖友们小心"沉默性梗死"

文/刘宇轩

张大爷虽然是一名"老糖友"，可平时管理血糖却马马虎虎，且很少监测血糖。最近，张大爷的体检心电图提示陈旧性心肌梗死，他不禁迷惑，自己何时得了心梗？

经过医生反复询问，才知道原来张大爷半年前曾出现过"气短、胸闷、出汗"等现象，以为是低血糖，但是测了血糖也不低，休息几天后症状慢慢缓解了，所以并没在意。

### 沉默性梗死危害糖友健康

其实，像张大爷这样得了心梗却不自知的糖友并不少见。

糖友由于长期的慢性高血糖，导致血液高凝状态、蛋白质过度糖基化、氧自由基增多、脂代谢紊乱等造成血管内皮损伤，逐渐形成动脉粥样硬化（包括冠状动脉）。糖友合并心脏病不但发病率高，而且具有发病年龄早、症状隐匿、不典型、病变严重、进展快、预后差的特点，非常容易发生休克、心衰、猝死等严重心血管危险，其危害程度远远高于没有得糖尿病的心脏病患者。

由于高血糖可损害糖友的神经系统（尤其是末梢神经），使糖友感觉疼痛的能力下降，即使出现心肌缺血、甚至心肌梗死，也很可能就像张大爷一样仅有恶心、气短、乏力、头晕等症状，而感觉不到胸痛或者疼痛比较轻微，很容易漏诊或贻误最佳诊疗时机，因此这种无症状心梗也被称为"沉默性梗死"。

而对于心脏科的医生来说，给糖友做支架，也是非常棘手的事情。糖友的血管病变常常表现为多支冠状动脉血管损伤，而且病变广泛，有更多的斑块、溃疡和血栓形成，这种弥漫性、多支血管病变，势必增加治疗难度，疗效和预后也要差很多。

### 关注"心健康"对糖友至关重要

众所周知，糖友最怕的就是并发症，而在2型糖尿病慢性并发症中，心血管并发症危害最严重，因此有"糖尿病是冠心病等危症"的说法。

什么叫作冠心病等危症呢？它是指没有患冠心病的人，10年内发生冠脉事件的危险与冠心病患者相当。而关于这方面的数据统计可以说是触目惊心：糖尿患者同时合并心血管病的发生率是没有糖尿患者的2～4倍，大约2/3的冠心患者存在糖代谢异常（包括"糖尿病前期"和"糖尿病"），大约80%的糖尿患者最终死于冠心病心肌梗死。更可怕的是，大部分糖友并不知道自己是心血管病的高危人群。他们很多已经合并了心血管疾病，或者距离心血管只有"一步之遥"。

那么，对于糖友来说，应该如何关注"心健康"呢？

首先就是要保持健康的生活方式：低盐低脂饮食、均衡膳食；戒烟限酒、生活规律；避免精神紧张、情绪激动，养成稳定的心理素质；适当运动，保持正常体重。

其次就是控制好引起冠心病的危险因素：做到血压、血糖、血脂综合达标，必要时抗血小板治疗。

最后，对于病程长，年龄大或具有心血管病危险因素的糖友，即使临床上无心脏病的症状，仍需要高度重视，定期检查诸如血压、血脂、血糖、糖化血红蛋白、尿酸等各项代谢指标以及心电图、超声心动图、动态心电图、运动平板试验，必要时做冠脉CT等检查。

糖友只有做到早发现、早干预、综合防控、全面达标，才能"糖""心"和谐，有效减少糖尿病心血管病并发症的发生。

# 认真控制血糖，远离糖尿病肾病

文/刘立彬　指导专家/刘莉（北京大学第一医院肾内科、副主任医师）

十多年的老糖友王先生，血糖却一直控制得不太好，上医院只是取药，从来不调药。虽然医生反复劝他戒烟、管住嘴、迈开脚、定期复查。他却一直一边哼着哈着，一边我行我素。

今年王先生退休了。退休生活本应该丰富多彩，比如去其他地方旅游或带孙子上游乐园等，可是他最近除了口干、乏力的症状外，还出现了其他症状，包括尿中的泡沫明显增多，眼睛也越来越看不清。

王先生急忙去医院看病，分别挂了内分泌科和眼科。结果可想而知，他被查出来得了糖尿病视网膜病变，尿中还出现了蛋白；而令王先生不解的是，内分泌医生建议他再去看看肾内科，说可能是"糖尿病肾病"。

## 什么是糖尿病肾病？

西方有句名言"罗马不是一天建成的"，放在糖尿病患者身上，糖尿病并发症也不是一天就产生的。

作为糖尿病的严重并发症之一——糖尿病肾病，近年来患者数呈快速上升趋势。虽然全国整体来看，终末期肾病（ESRD）的病因中仍以慢性肾炎位居首位，但北京地区数据显示：糖尿病已经为主要病因。

目前中国成人糖尿病患病率为10.9%，也就是说全国大约有1.2亿人患有糖尿病，中国正在成为一个"糖尿病大国"。社区调查显示2009年至2012年我国2型糖尿病患者的糖尿病肾病患病率为30%～50%，在住院患者的调查结果显示为40%左右。然而，糖尿病的知晓率仅为36.5%，而糖尿病肾病的知晓率则更低。因此，认识糖尿病肾病，早识别、早干预尤为重要。

### 糖尿病肾病分5期

Ⅰ期为肾小球高滤过期：表现为尿蛋白阴性，GFR（肾小球滤过率）明显高于正常，这种改变与高血糖水平一致，血糖控制后可以得到部分缓解；

Ⅱ期为正常白蛋白尿期：表现为运动后UAER（尿蛋白排泄率）增加（>20μg/min），休息后恢复正常，如在这一期控制血糖良好，患者可以长期处于稳定状态；

Ⅲ期为持续微量白蛋白尿期（早期糖尿病肾病）：此期UAER（尿蛋白排泄率）20～200μg/min，或24小时尿白蛋白定量30～300mg/24h，或尿白蛋白/尿肌酐30～300μg/mg；

Ⅳ期为大量蛋白尿（显性糖尿病肾病）：该期UAER（尿蛋白排泄率）>200μg/min，或24小时尿蛋白定量大于500mg/24h，约30%患者可出现肾病综合征，GFR（肾小球滤过率）持续下降，该期的特点是尿蛋白不随GFR（肾小球滤过率）下降而减少，病情发展较快；

Ⅴ期为终末期肾病（ESRD）尿毒症症状明显，需要透析治疗。

因为糖尿病肾病早期多无明显症状，所以，应定期检查肾功能、尿微量白蛋白，有助于早期发现，避免发展为尿毒症。

### 糖尿病肾病需要早干预和综合治疗

到目前为止，糖尿病肾病尚无特效治疗，临床还是强调早期干预、综合治疗，具体包括以下方面：

1.生活方式指导

包括饮食治疗、运动、戒酒、戒烟、控制体重，有利于减缓糖尿病肾病进展，保护肾功能。研究证明控制多种危险因素（降糖、降脂、降压、进行生活方式的干预），可以使糖尿病肾病发展至肾功能衰竭的比例明显下降，生存率明显增加。

2.控制血糖

全球多中心研究表明无论1型糖尿病还是2型糖尿病患者，严格控制血糖可减少糖尿病肾病的发生或延缓其病程进展。

血糖控制目标是糖化血红蛋白（HbAlc）不超过7%。对老年患者，HbAlc控制目标适当放宽至不超过9%。降糖药物的选择包括双胍类、磺脲类、格列奈类、噻唑烷二酮类、糖苷酶抑制剂、二肽基肽酶Ⅳ（DPP-4）抑制剂、胰高血糖素样肽1（GLP-1）类似物、胰岛素及类似物。上述的药物应该根据GFR的水平选择，必要时需减量使用。

3.严格控制血压

高血压是导致糖尿病肾病的重要危险因素。严格控制血压可以减少白蛋白排泄，延缓肾功能恶化。因此，对糖尿病患者的血压控制要求比一般人更加严格。对普通糖尿病患者，血压应控制在 140/90 mmHg 以下；对糖尿病肾病患者，血压应控制在 130/80 mmHg 以下。

糖尿病患者降压药物首选血管紧张素转换酶抑制剂（即ACEI类，就是叫某某普利的药物）或血管紧张素Ⅱ受体拮抗剂（即ARB，就是叫某某沙坦的药物）。ACEI 和 ARB 不但能降压，而且还有肾脏保护作用，减少白蛋白排泄，延缓糖尿病肾病的进展。但是，用药期间应定期查肾功能及血钾。当肾功能不全，血肌酐大于 3 mg/dL（或265mmol/L）时不能使用。

当患者血压仍较高时，可以联合用药，如 ACEI（或 ARB）联合钙离子拮抗剂或（和）利尿剂或（和）β受体阻滞剂或（和）α受体阻滞剂。

**4.纠正脂质代谢紊乱**

高脂血症不仅直接参与糖尿病胰岛素抵抗和心血管并发症的发生，还可以加重蛋白尿和肾小球及肾小管间质纤维化的进展。糖尿病患者出现肾病综合征和肾功能不全，又会进一步加重高脂血症。降脂标准一般要求LDL－C水平降至2.6mmol/L以下（合并冠心病患者应降至1.8mmol/L以下）。因此，积极纠正糖尿病肾病患者体内脂代谢紊乱，对糖尿病肾病具有重要意义。

**5.肾脏替代治疗**

指南推荐，当糖尿病肾病患者的肾小球滤过率（GFR）低于15 ml/min/1.73m$^2$时需要考虑肾脏替代治疗，包括血液透析、腹膜透析和肾脏移植。

总之，糖尿病肾病一经发现，多数已不是早期，治疗只能起到延缓病情进展的作用，很难彻底根治。因此，最好的办法是预防、预防、再预防，千万别像王先生那样，对医生的叮嘱置若罔闻了。

# 手麻脚麻？糖尿病周围神经病变不可忽视 文/王静

糖尿病周围神经病变是糖尿病最常见的并发症之一，发病率高达60%～90%，可呈对称性疼痛和感觉异常，下肢症状较上肢多见。由于2型糖尿病起病隐匿，大部分患者无明显麻木、乏力等症状，因而糖尿病周围神经病变临床确诊率低。那么糖尿病周围神经病变有哪些临床表现呢？

### 麻木

糖尿病神经病变引起的麻木有以下几个特点：（1）从远端开始；（2）有对称性；（3）逐渐向上发展；（4）除了麻，还会有袜套样感觉、踩棉花感、蚁走感等。由于感觉麻木，患者对温度、疼痛不敏感，有时由此发生烫伤、割伤、硌破后不自知的情况，发展下去就会出现糖尿病足等严重问题。

### 腹胀

糖尿病引起的自主神经病变是周围神经病的一类，多发生在病史15年以上的糖尿病患者，最常见的症状是便秘、腹胀，严重的会出现肠梗阻。

### 疼痛

糖尿病周围神经病变引起的疼痛在糖友中很常见，发生率在10%～20%。周围神经病变引发的疼痛是典型的神经病理性疼痛（俗称"神经痛"），其特点是自发性和诱发性，除了电击样疼痛，还有针刺、火烤、撕裂样疼痛，往往轻微触碰就会诱发，严重影响患者的生活质量。

### 出汗

这种出汗源于交感神经受到了损害，是周围神经病变的一种。有的糖尿病患者一吃饭就出汗，这是由于味蕾受到刺激后引发的交感神经失控；还有的糖尿病患者睡醒时会出一身汗，也是交感神经失控的表现。

平安医院2017年10月份开展的神经传导速度检查为糖尿病患者提供了早期筛查周围神经病变，至今已为360例糖尿病及糖尿病前期患者进行筛查，其中仅有90例（占比25%）的患者周围神经是正常的。

著名的英国前瞻性糖尿病研究（UKPDS，United Kingdom Prospective Diabetes Study）发现，超过11%的患者在糖尿病确诊的同时就已经存在明显的糖尿病神经病变；糖尿病病程大于12年的患者中，71%的男性和51%的女性已经存在明显的临床期糖尿病神经病变。

早期诊断和治疗是防止糖尿病神经病变的基本措施。糖友们日常生活中要控制好血糖、血压、血脂；加强足部护理，如选择透气性良好质软的合脚的鞋袜，经常检查并取出鞋内异物；患者应每日洗脚，水温不宜过高（＜37℃）；秋冬季节足部易干裂，可用中性润肤霜均匀涂擦，汗脚可撒些滑石粉。

建议糖尿病患者定期进行筛查及病情评价：（1）在诊断糖尿病后应至少每年接受一次糖尿病周围神经传导检查。（2）对于糖尿病病程较长，或合并有眼底病变、肾病等微血管并发症的患者，应每3～6个月复查一次；一旦诊断为糖尿病性多发性末梢神经病，应特别保护丧失感觉的双足，以减少皮肤损伤和截肢的风险。

## 心绞痛、脑卒中、精神病？那些"熟悉而又陌生"的低血糖症状

文/刘立彬

"低血糖"这个词对于糖友们来说都很熟悉。由于各种各样的原因，可能很多糖友都经历过"低血糖"。因此，大家一遇到心慌、

手抖、饥饿感、冒虚汗、面色苍白、头晕眼花、软弱无力等这样的反应，就能很快认识到自己遭遇"低血糖"了。

不错，这些都是典型的低血糖反应。但实际上，还有一些低血糖反应并不典型，究竟是什么样的"不典型症状"呢？来看几个真实的例子。

### "心绞痛"症状

阴阿姨是个老糖尿病患者了，两年前因为突发心慌、胸闷住院，心脏造影检查，发现最主要的血管堵了90%，立即放置支架才转危为安。出院时医生告诉她，这是因为长期血糖控制不好造成的并发症，以后一定要重视血糖、血压、血脂的综合管理。

此后，阴阿姨严格控制饮食，适量运动，规律服用降糖药物。但最近两周，阴阿姨发现白天活动时总是心慌，夜里12点左右还有憋醒现象，坐起休息一会儿，症状才能缓解。想起了两年前的经历，她疑心自己莫非再次心脏血管堵塞了？

于是，阴阿姨立即去医院就诊。起初医生也怀疑她可能"心绞痛"发作，但做了好几次心电图都正常，心肌酶也是阴性的。后来医生建议她监测一下血糖，结果发现白天的血糖在4.5~6mmol/L，夜里最低只有3.9mmol/L。通过调整药物及合理饮食，阴阿姨的血糖在6~10mmol/L波动，"心绞痛"的症状也未再出现。

### "脑卒中"症状

刘大妈患糖尿病多年，也曾因血糖不好多次住院治疗。

最近几天，刘大妈感冒了，饭量比以往明显减少，但降糖药照吃。家人发现刘大妈变得不爱说话，不爱动，不爱理人，老犯困，立即急诊送到医院。医生起初怀疑可能"急性脑卒中"，做了脑磁共振检查，脑部没有异常，但根据大妈糖尿病史及最近用药情况之后，马上给她化验血糖，结果是3.5mmol/L，立即口服葡萄糖，并调整降糖药物，当天刘大妈就恢复了往常的样子。

### "精神病"症状

糖友李大爷平时都衣着整洁、言谈举止温文尔雅。一天傍晚，李大爷晚餐前在家打了速效胰岛素，但是因为着急外出，晚餐没吃多少，回来后老伴发现他一反常态，说话颠三倒四、还胡乱骂人。家人立即将他送到急诊，一查血糖只有2mmol/L，立即给予静脉输葡萄糖液，很快，大爷的"精神病"症状就消失了。

### "感冒"症状

顾老师是一位模范病友了，血糖一直控制得很好。有一次复诊，她说自己这几天总觉得全身酸懒、下肢无力，想顺便取点感冒药。有经验的医生立即建议她查个随机血糖，果不其然，血糖偏低。通过及时加餐和药物调整，顾老师的血糖很快正常，"感冒"症状也消失得无影无踪了。

### "清晨高血糖"

老王总觉得自己久病成医了，最近空腹血糖有点偏高，于是自行加大睡前胰岛素剂量，结果空腹血糖反而越加更高。不得已求助医生，医生建议老王监测一下凌晨3点钟左右的血糖，结果不查不知道，一查吓一跳，夜间血糖只有 2.8mmol/L。

医生告诉他，这是"苏木杰现象"，因为半夜发生低血糖后导致次日早晨血糖反跳升高，这时需要减少睡前胰岛素剂量。老王按照医生的指导调整之后，空腹血糖果然正常了。

由此可见，老年人由于反应减慢、糖尿病病程长、并发症多，往往对低血糖不敏感，低血糖症状不典型，低血糖的临床表现多种多样，因此糖友在遇到上述情况时一定不要犯"经验主义"错误，要及时测一测血糖，随时请教医护人员。

## 低血糖处理不当可危及生命，糖友们如何预防低血糖？

文/王静

"大夫我不舒服，麻烦您给我测个血糖。"上周一位糖友来到我们医院要求我赶紧给他测个血糖。我顺手给他塞了一块糖。

一看测试结果，我顺手给他塞了一块糖。"您血糖的测试结果都2.8mmol/L了，这是低血糖了，赶紧吃块糖！"

老伴怪他："你瞧你都低血糖了，还瞎溜达什么啊！"

现实生活中好多糖友以为糖尿病就是高血糖，往往忽略了低血糖的症状和危害，殊不知有时候低血糖的情况更容易出危险呢！

### 什么是低血糖？

正常人血糖低于2.8mmol/L称低血糖，但糖尿病患者血糖低于3.9mmol/L就是低血糖了。

心慌、出虚汗、手发抖、有饥饿感都是糖尿病患者典型的低血糖表现。还有一些表现容易被忽视，比如舌根发麻，说话不清，答非所问，烦躁，不理人，意识模糊；平时举止端庄，忽然衣冠不整，无缘无故打架，行为与习惯发生改变等症状。一旦出现这些症状时，一定要先测一下血糖，看看是不是出现低血糖了。

为什么说低血糖最可怕？低血糖时没有任何症状，是一种危险的情况，可以直接表现为无先兆症状的低血糖昏迷，不及时抢救会导致生命危险！所以我们一定要定期监测我们的血糖。

## 为什么会出现低血糖？

在糖尿病控制过程中，如果糖友们不太注意以下的情况，就有可能会出现低血糖：

1.药物使用不当

（1）降糖药物过量；

（2）用药与进餐时间不匹配。

2.饮食

（1）患者进食太少或者漏餐，两餐之间相距时间过长；

（2）过量饮酒，尤其是空腹饮酒。

3.运动

（1）空腹运动；

（2）剧烈活动或活动量超过平常。

肝肾功能不全可影响药物代谢及清除，使得降糖药排泄减慢，导致体内蓄积，相当于降糖疗效大大加强。

一旦发生低血糖，而又不及时处理将会导致严重的后果，最糟糕的情况就是可能危及生命。低血糖可造成脑细胞的损害，反复低血糖可导致痴呆。此外，低血糖还会影响心脏的功能，出现心律失常、心绞痛或发生急性心肌梗死等。

### 如何治疗和预防低血糖？

当糖友们出现心慌、出虚汗、手抖等低血糖症状时，有条件应立即测血糖。当血糖水平低于3.9mmol/L时，立刻进食15g含糖食物，比如3~5颗硬糖、150ml可乐、2~4块方糖等任选其一，万不可选用牛奶、面包、饼干等不能迅速升糖的食物。吃完食物15分钟后再复测一次血糖，若血糖大于3.9mmol/L，症状好转，按正常时间进餐或加餐。如果离下一顿饭还有1个小时以上，可再吃含15克碳水化合物或蛋白质的食物（如4片苏打饼干、一片面包、一个小苹果、一个橙子），以避免在下一次进餐前血糖再次下降。

当出现严重低血糖时如有条件应立即测血糖，意识清楚时可饮糖水或饮料，如已昏迷，亲友可以在患者的口腔粘膜、牙龈上涂抹蜂蜜、糖浆、白砂糖等，同时拨打120，送医院急救。

最好的情况当然是糖友们有意识地做好预防措施，尽量避免低血糖情况的出现。糖友们应当怎么做来预防低血糖呢？

1.养成良好的生活习惯

糖友们在日常生活中要养成定时定量进餐的习惯，限量饮酒，不能空腹饮酒，运动要规律，按时服药，尤其是在外就餐时要见餐吃药，见餐打针。

2.加强血糖监测

正确的监测方法可以有效地监控您的病情变化和治疗效果，以利于及时为您调整治疗方案，当运动前或者睡前血糖低于5.6mmol/L时，可以进食些食物，防止运动后或者夜间出现低血糖。

3.制定合理的血糖控制目标

根据患者的年龄以及病情，可以让您的主管医生为您制定一个合理的血糖控制目标，防止出现低血糖。

4.两件宝物随身带

一是食物，如糖果、饼干等，以备发生低血糖时急用，及时纠正低血糖症状；二是糖尿病急救卡（注明姓名、诊断、联系人电话、用药等），它提供了糖尿病急救有关的重要信息，使发生严重低血糖时能在最短时间得到及时诊断和治疗。

低血糖重在预防，所以糖友们一定要定期监测血糖，如果频发低血糖时就要及时到医院来就诊。

## 教您一套战胜便秘的"组合拳" 文/郑迩遐

在长期为中老年患者诊疗的服务中，我发现许多中老年糖尿病患者饱受便秘的困扰。看来糖尿病患者无法回避便秘这个问题，既然如此，我们就应该高度重视它，认真研究它，全力对付它。

### 便秘不是一种疾病，而是一种常见的症状

便秘主要是指排便次数减少、粪便量减少、粪便干结、排便费劲等现象。究其原因：

● 中老年人胃动力下降，肠蠕动放缓；

● 部分药物产生副作用，如有的降糖降脂药物在说明书中注明了可能会引起便秘；

● 中老年糖友因"管住嘴"而相对吃得少，但"迈开腿"却仍旧保持旺盛的消化力，无便可排；

● 个体差异，个别人的结肠较一般人长度长很多，直径粗很

多，消化物在结肠内停留过久，以致在结肠内得到再消化再利用后所剩无几；

● 秋冬气候干燥，个别中老年人内燥上火，表现为排便时如羊屎般呈颗粒状；

● 上班族忍便憋粪，人为推迟排便时间，打乱排便规律，也极易诱发便秘；

● 长期滥用泻药，造成药物依赖性便秘；

● 可能与某些疾病有关联，如肠道肿瘤、糖尿病、脑血管病、甲状腺功能减退、神经衰弱等病都有可能引起便秘。

吃喝拉撒是人体正常生理活动的需要，严重便秘则对健康危害极大。便秘时，大量粪便拥堵于肠道，肠道内的细菌会将粪便中未被消化掉的蛋白质分解成氨、硫化氢、吲哚等有毒物质。这些有害物质被肠壁吸收后会随着血液循环进入大脑，损伤人的智力，加速老年痴呆症的进程；便秘产生的有害物质在血液中长期运行，还会影响肤色，表现为脸色难看，如同患重感冒一般；便秘还将造成精神压力，产生精神紧张、忧虑和烦闷。

## 多管齐下，综合治理，降服便秘

针对便秘这道难题，如能找到病因，首先应积极治疗原发病。如果是顽固性的功能性便秘，则需打一套"组合拳"，多管齐下，综合治理，方能降服便秘。我总结的方法大致包括以下一些：

将排便列为每天晨起第一件事。不管有无排便的意念，早晨起床后首先是蹲厕所，形成条件反射，养成良好规律的排便习惯。

多食富含缮食纤维的蔬菜和水果。每天蔬菜不少于500g，水果不少于200g，如能长期坚持，不仅有利于增加维生素的吸收，而且有利于肠子蠕动。

注意粮食粗细搭配，坚持粗粮不细做。如小麦、燕麦、荞麦、黑米、玉米等谷类，黄豆、绿豆、碗豆等豆类，芋头、红薯、马铃薯等根茎类不仅是升糖指数较低的食物，而且富含缮食纤维，糖友们不妨将其与米面等细粮搭配着吃。

喝水。水是生命之源，人体的60%是水分，输送养分和排除毒素等新陈代谢都离不开水，因此便秘者更应多喝开水，一般每天不少于2500克（约合10纸杯），喝水既可防止肠内消化物过于干燥，也可带动消化物下行运动。特别是早晨起床后喝一大杯开水，能起到清肠洗胃通便的奇特功效。

喝酸奶。提倡每天至少喝250ml无糖酸奶，通过发酵的酸奶含有益的乳酸菌，对维持和改善肠道生态环境很有好处，还能帮助消化和通便。

按摩。按摩能放松情绪，促进血液循环。一定部位或穴位的按摩还会有针对性地起到治病健体强身之功效。便秘者在睡前或醒后在床上做20至30分钟按摩，两手掌重叠压在腹部围绕肚脐顺时针按摩50圈，再逆时针按摩50圈，循环反复，能有效地帮助肠子蠕动，克服便秘。

疾走。生命在于运动。运动是最主动最积极的身体养护。徒步锻炼能缓解人的紧张心情，释放压力，促使体内分泌更多的"快乐激素"，让人心情愉悦。徒步也是最简单的有氧运动方式。研究表明，坚持每天快速行走40至60分钟，达到微微发热出汗的程度，不仅能防治疾病，降低血糖，也能帮助战胜便秘。

用药。如还需加大综合治理的力度，可考虑适当药物对症治疗。助消化、促胃肠动力药有吗丁啉、莫沙必利、四磨汤等，调节胃肠道菌群药有培菲康、整肠生等，泻剂有乳果糖、开塞露、食用油等。中药有大黄、芦荟、番泻叶、麻仁润肠丸等。但是一定要在医师的指导下选择性应用，避免药物依赖。

这些方法效果如何？患有便秘的中老年糖友不妨一试。如能持之以恒，必有意想不到的奇效。

## 警惕！来势汹汹的糖尿病急症——酮症酸中毒

文/郑途遐

说起糖尿病，大家并不陌生，有点健康知识的糖友都能说得头头是道："得了糖尿病并不可怕，只要血糖控制好，就不会影响您的寿命""高血糖要不了您的命，低血糖才更危险""慢性并发症才会让您更痛苦，什么脑梗、心梗、失明、肾衰等等"。

糖友们都知道糖尿病是一种慢性疾病，但是糖尿病的急性并发症不像那些慢性并发症一样默默侵蚀身体；它变化多端，往往在早期容易被人忽视；它来势凶险，严重时可能要了您的命，比如酮症酸中毒。

王大妈是位有着10多年糖龄的老糖友了，平日血糖控制得还不错。一次她感冒后腹泻，每天七八回。她想着少吃点、喝点，就能少去厕所，再吃点止泻药就好了。由于吃得少，拉得多，王大妈又怕自己低血糖，降糖药物也不用了。

起初她只是有些口干、乏力，后来逐渐出现头晕、恶心，一周后女儿发现她总是昏昏欲睡，精神特别差，马上送医院，一查随机血糖33mmol/L，尿酮体+++，经过医生的积极救治，王大妈终于转危为安。

### 什么是糖尿病酮症酸中毒？

原来王大妈得的就是糖尿病的急性并发症——糖尿病酮症酸中毒。它是糖尿病的一种严重并发症，当糖友胰岛功能不佳、糖代谢紊乱，血液中存在大量葡萄糖却不能利用时，机体就只能分解脂肪来提供能量，脂肪燃烧后产生一种叫酮体的酸性物质。

酮体含量较少时，身体能排泄和调节。但如果酮体含量过高，便会在血液中不断积累，导致血液从正常的中性变为酸性，最后致使各系统紊乱，引起酸中毒，严重时就会危及生命。

### 糖尿病酮症酸中毒的主要表现有哪些？

1.早期表现

多数糖尿病酮症酸中毒患者早期表现为原有糖尿病症状加重，如多尿、烦渴、多饮、乏力。此阶段最易被糖友忽视，就像文中的王大妈一样，没有积极处理，最后导致病情逐渐加重。

2.病情发展表现

疾病进一步加重可表现出恶心、呕吐、腹痛等胃肠道症状，常伴头痛、精神萎靡、烦躁、深大呼吸，呼气中有烂苹果味（含丙酮）。此时再不积极治疗，就会危及生命。

3.严重表现

病情严重时可表现出脱水、血压下降、心率加快、嗜睡以至昏迷，不及时抢救会导致死亡。

### 如何预防糖尿病酮症酸中毒？

积极治疗糖尿病，使患者的病情得到良好控制；及时防治感染等并发症；防止胰岛素治疗不适当减量或中断，以及饮食不当、感染等其他诱因，是预防糖尿病酮症酸中毒发生的主要措施。糖友一旦在感染、应激状态时，更应关注自己的血糖变化，出现上述症状时，不能掉以轻心，要及早就医。

综上所述，如果说糖尿病的血糖重在控制，那么酮症酸中毒急性并发症就重在预防。这比发现糖尿病酮症酸中毒再积极地进行抢救更为有效而重要。

## 难兄难弟并排行——牙周病与糖尿病 文/王碧涛

50多岁的李先生因为反复牙龈肿胀疼痛流脓，没办法才到口腔科就诊，此前两三个月内他已经在不同的医院看过很多次医生了。每次仅仅是简单的针对症状的应急处理，而没有坚持后续的检查和治疗。

经过检查，李先生口腔卫生状况一般，牙面有明显的牙石、菌斑堆积，牙龈普遍呈现紫红色，有不同程度的牙龈退缩和牙根暴露，部分位置牙龈肿胀溢脓，而且数颗牙齿已经出现了明显的松动。这些症状表明，患者已经得了比较严重的慢性牙周炎。

### 什么是牙周炎？

牙周炎是由牙菌斑中的微生物所引起的牙周支持组织的慢性感染性疾病，导致牙周支持组织的炎症和破坏。它的发展主要可以表现为牙周袋形成、进行性的牙槽骨吸收，最后导致牙齿的松动和被拔除。虽然不同牙周炎患者的临床表现各不相同，但通过一系列的研究已经证实，口内菌斑中的微生物是引起牙周炎的主要原因，牙周炎是多因素疾病，受环境和遗传因素影响。

通过医生的讲解和介绍，李先生对慢性牙周炎和自己的口腔情况有了更多的认识。经过沟通，我们共同制订了一系列的牙周治疗方案：分次牙周洁治（洗牙），分区段的牙龈下刮治，并通过口腔卫生宣教，使用正确的刷牙方式并配合牙线、间隙刷进行日常的维护。

经过一系列的治疗和维护，李先生的口腔情况得到了一定的控制，但某些位置的牙龈还会出现不同程度的炎症反应。考虑到患者体型偏胖，有抽烟饮酒习惯，因为工作忙碌经常生活不规律，虽然患者一再表示身体状况良好，但在我们的建议下还是转诊内科，进行了一次全身检查，并最后确诊为糖尿病。

## 糖尿病与牙周炎有什么特别的联系？

糖尿病是一组由多病因引起的以慢性高血糖为特征的终身性、代谢性疾病，它对人体的生理功能有着多方面的影响，如血管系统、炎症反应、组织修复等。糖尿病本身并不引起牙周炎，但近些年的研究已经表明，二者之间存在着双向的关系。

一方面，糖尿病引起的全身的基本病理变化，如血管的改变、机体组织环境及愈合能力的改变、口内细菌结构的改变，以及自身免疫反应的改变，除了会引起肾脏、心脑血管、神经系统、视网膜等病变外，也会使牙周组织对局部致病因素的抵抗力下降，进而引起牙周组织破坏的加重和加速。因此慢性牙周炎已被称为糖尿病的第六大并发症。

另一方面，严重的牙周炎如果得不到有效的控制，牙周的感染持续存在，反过来也会影响自身的内分泌代谢，从而影响血糖的控制和增加发生糖尿病并发症的风险。两者就像一对冤家，任何一方面控制不佳，都会引起病变的恶性循环，就像滚雪球一样，问题会积累得越来越严重。

了解了牙周炎和糖尿病的知识，以及两者之间的密切关系，我们对患者的治疗进行了一些调整：与内科医生协同，在积极干预血糖、治疗糖尿病的同时，对患者牙周进一步深入治疗和用药，定期随诊复查，并做好维护期的口腔护理。

李先生的慢性牙周炎和糖尿病都得到了非常好的控制，他也认识到：只要有良好的口腔保健意识，加上和临床医生之间积极的配合，无论是牙周炎，还是伴有糖尿病，身体状况都会得到很大的改善，生活质量也会得到明显提高。

# 第 三 章

# 糖尿病饮食

## "饥饿疗法"管理糖尿病已经过时啦 文/刘宇轩

英国纽卡斯尔大学的一项研究发现，如果糖尿患者每天只摄取600卡路里的热量，一段时间后有可能逆转糖尿病症状。参与这项测试的11位患者持续了八周的清淡饮食（只吃不含淀粉的蔬菜），在一周后他们的血糖水平与正常人相当。在测试结束（停止极端饮食）的三个月后，其中的8位患者仍然没有糖尿病症状。

于是，有人认为，"饥饿疗法"能够帮助糖尿病患者，甚至能够逆转病情。这种说法靠谱吗？

其实在没有胰岛素替代疗法之前，还真的是一度使用这种饥饿疗法来治疗糖尿病。只不过，这种做法已经被时代抛弃了！

饥饿疗法属于食疗范畴。最早发明"饥饿疗法"的人是美国的艾伦医生，在糖尿病治疗史上，1914～1922年被称为"艾伦时代"，而当时世界上唯一能延长糖尿病患者寿命的只有饥饿疗法。

这其中有一个富有传奇色彩的女孩，名叫伊丽莎白·休斯。她的家世显赫，父亲曾是纽约市市长，之后还成为美国国务卿。当她被确诊糖尿病之后，只能靠饿肚子、严格控制热量摄入来控制血糖。如果不是胰岛素的问世，伊丽莎白将会在接受一段残忍的饥饿疗法后，以骨瘦如柴、形容枯槁的样子死去。当时"饥饿疗法"被很多人认为是"惨无人道"的方法。

随着人们不断地探索糖尿病的治疗之道，我们已经认识到糖尿病是一种代谢性疾病，容易导致患者的营养和能量获取的不均衡；而不让吃饭，对糖尿病的病情发展无疑是雪上加霜：当我们的身体无法从食物中获得能量时，就会调动脂肪、蛋白质等其他物质产生葡萄糖、提供能量，血糖水平依然会升高。

饥饿疗法对糖尿病患者最大的危害就是"低血糖"，轻者出现心慌、出虚汗，严重的会对脑组织造成不可逆的损坏、甚至会出现昏迷、危及生命。因此，糖友们在饮食控制方面不能走极端。

医生们在临床上会遇到一些糖友，因为早晨空腹血糖高，就不吃早饭，于是很容易在中午之前出现低血糖，进而在午、晚餐时摄入过多，造成第二天早晨的高血糖，形成恶性循环。

糖尿病患者控制饮食的原则是要"控制体重、定时定量、少吃多餐"。

饮食安排总量要控制、结构要调整，进食低脂肪、适量蛋白质、高纤维膳食，一般来说一天的饮食三大营养物质配比：碳水化合物占总热量的50%～60%；蛋白质占15%～20%；脂肪占20%～25%。当然，饮食内容和习惯必须适应患者自身的生活模式。

专家指出：在我们吃饭的时候，人体有个摄食感觉中枢，"吃饱了"的信号传到大脑需要一段时间，所以意识到"自己已经吃饱了"会比较滞后。换句话说，当我们感觉"饱了"的时候，人体的营养摄取已经超额了；如果当我们吃饭的时候感觉吃到刚刚好，不是很饱还可以再吃一点的时候，我们人为地控制自己"不要再进食了"，这个时候不仅机体的营养摄取已经满足，而且还能帮助我们很好地控制餐后血糖。

所以医生常常会建议糖友们"吃饭可以吃七分饱"，每顿不要吃太多，把一天的食物分成3到6顿饭；病情稳定的糖友，至少保证一日3餐，血糖波动大、易出现低血糖的糖友就需要严格分餐，每日进餐5～6次，如此既保证了一天总摄入量，又不让一餐摄入过多，使血糖过高。

# 1234567，糖尿病患者控制饮食的7个关键数字

文/王静

糖尿病患者控制饮食可是件麻烦事！米饭不能吃饱，水果不能吃多，甜食基本不碰。那么糖友们到底能吃什么？应该怎么吃？食物要怎么搭配，才能既获得营养，又能控制血糖呢？

其实，"管住嘴"这件事儿说难也难，说不难也不难，糖友们只需要记住"1234567"这7个关键数字。这7个数字具体指的是什么呢？我们就来说道说道：

"1"：每天至少1斤蔬菜。以绿叶蔬菜为主，如芹菜、韭菜、白菜、茼蒿、油菜、苔菜、荠菜、西红柿、黄瓜、绿豆芽、冬瓜、苦瓜等。根茎类种子类如土豆、芋头、山药、南瓜、芸豆粒、菜豆可以吃，但要减少主食量，如一斤土豆等于2两主食。

"2"：每餐主食干重不超过2两。无论粗粮、细粮都是2两，不要认为吃粗粮就可以多吃，相同重量的粗粮、细粮提供的淀粉量差不多，只不过粗粮吸收慢，有利于餐后血糖的控制。对于空腹血糖不高，餐后血糖较高的患者最好不喝稀饭，因为稀饭能较快吸收，使餐后血糖过高。这部分患者适合吃粗粮及粗粮细粮混合吃。

　　"3"：每天植物油3汤勺。植物油为脂肪类，提供的热量多，血糖升的高，持续时间也长。含脂肪多的如花生、瓜子、核桃、松子、腰果、芝麻等食物不能当零食吃。不吃肥肉，动物内脏，动物油（猪大油），蛋黄每天最多吃1个，尽量吃带鳞的鱼。不带鳞的鱼如带鱼、鲅鱼含胆固醇、脂肪高，易升高血脂血糖。

　　"4"：每天可吃不超过4两的低糖水果，如苹果、樱桃、草莓、猕猴桃、李子、杏，不吃荔枝、香蕉、甜瓜、葡萄。吃水果要控制好血糖，选择合适的时间，并且要减少半两主食。一般空腹血糖4.5～6mmol/L，餐后血糖7.8～9mmol/L，两餐中间或晚睡前吃水果。水果中含有大量果胶、矿物质，每天吃一点水果对身体有利。

　　"5"：每天可吃5份蛋白质，如牛奶250克，瘦肉1两，鸡蛋1个，豆制品1两。进食蛋白质过少，会减弱抵抗力。有糖尿病肾病的人要适量减少蛋白质摄入量，并且以进食动物蛋白为主。大豆食品可以吃，但不能作为主食，有糖尿病肾病的人更要少吃豆制品。

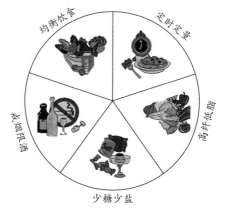

　　"6"：每天食盐不超过6克。6克食盐相当于矿泉水瓶盖一盖，食盐过多易加重高血压，加重肾脏负担。

　　"7"：每天至少饮7杯水（一杯水不少于250ml），多饮水有助于改善血液循环，降低血液粘稠度，促进代谢废物排除。

# 春节大吃大喝，难控血糖？做到这6件事儿，糖友们欢乐过大年

文/王静

马上就要过新年了，阖家团聚，尽享美食。不过，对于糖友们来说，可谓是"年关难过"，血糖的管理受到了严峻的考验。除了药物治疗，规律的饮食和适当的运动更是必不可少。

过年了，亲朋好友们的聚会少不了，外出就餐次数增加了，日常生活习惯打乱了，很容易导致血糖波动，不利于控制病情。那么，糖友如何才能安度春节呢？不用犯愁，糖友们做到以下6点就好：

1.碳水化合物要选好

碳水化合物是我们每天所需能量的主要来源，也是餐后血糖升高的主要原因。糖友应根据自己的体重和活动量，计算自己每天该吃多少主食，不要盲目的少吃甚至不吃主食。如果你每餐还在吃白米饭、白馒头，那马上把糙米、玉米、燕麦、绿豆等血糖生成指数（GI）更低、营养更丰富的粗粮杂豆类加入你的主食菜单吧！当然吃粗杂粮这件事也是过犹不及，将1/3的精白米面替换成粗杂粮就行了，吃太多容易导致肠胃不适。建议每天谷薯类食物200～300g。

餐餐有绿：新鲜蔬菜，特别是绿色叶菜类，富含维生素、矿物质和膳食纤维，有助于餐后血糖控制，建议每天至少吃300～500g蔬菜，其中绿色叶菜不少于70%，深色蔬菜占一半以上。

不拒水果：很多糖友因为水果甜而对它敬而远之，其实水果富含维生素、膳食纤维和抗氧化物质，糖友血糖稳定时吃一些大有好处。如果您的空腹血糖小于7mmol/L，餐后小于10mmol/L时，可以选择草莓、樱桃、柚子等低GI的水果，每天可以吃一个拳头大小的水果，别

忘了是在两餐之间吃，而且要适当减去下餐的主食哦！

### 2.肉类偏鱼禽

优先选择脂肪含量较低的鱼虾蟹贝及禽类；建议糖友平均每天吃鱼虾禽肉类100g、蛋类50g。肥肉脂肪含量多，能量密度高，易导致肥胖、心血管疾病等的发生，宜少吃或不吃；动物内脏，如肝、肾等胆固醇含量较高但富含脂溶性维生素，每月可吃2~3次，每次25g左右；腌制、烘烤、烟熏等加工肉类制品，脂肪含量高且加工过程易产生致癌物质，应少吃。

### 3.油盐要合理

烹饪油：成年糖友每天烹调用油25~30g，建议搭配橄榄油、玉米油、葵花籽油等以不饱和脂肪酸为主的植物油，尽量少食用动物油、人造黄油或起酥油。

坚果是我们"看不见的油"，包括核桃、花生、葵花籽、杏仁、山核桃、松子、开心果、栗子、榛子仁等。坚果属于高脂肪高热量食品，这类食品吃得过多会导致热量摄入超标及血糖升高，还会升高血脂。因此，为保持血糖稳定，建议糖尿病患者对坚果类食品应当浅尝辄止，不宜多食，每次总量吃一个手掌大小的量即可，同时应减少主食的量。

不重口味：血压水平和高血压的患病率与食盐的摄入量密切相关，建议每天食盐用量不超过6g，同时小心隐藏的高盐食物，比如腌制食品、腐乳、拉面汤等。

### 4.主动饮水，限制饮酒

主动饮水：白开水是糖友最好的饮料，建议成年糖友每天喝水1500~1700ml。平常最好少量多次喝水，每次1杯（200ml），不能等口渴时才喝，出汗多时更要主动多喝。

限制饮酒：空腹饮酒易导致低血糖，过度饮酒会造成脂肪肝、酒精肝及胃黏膜、中枢神经的损害，因此不推荐糖友饮酒。如果一定要喝，应在血糖控制良好、胰腺和肝脏无异常、无并发症时适量喝，每日饮酒量建议不超过1个酒精单位（约等于200ml啤酒、75ml葡萄酒），同时要减少相应能量的主食。

5.进食方法很重要

定时定量：糖友可根据实际情况合理分配三餐时间和食物量，定时定量，少量多餐。建议早餐安排在6：30~8：30，午餐11：30~13：30，晚餐18：00~20：00，两餐间隔4~6小时；早餐提供的能量占全天总能量的25%~30%，午餐30%~40%，晚餐30%~40%。

细嚼慢咽：控制进餐速度，不要太快，以免影响食物消化，带来肠胃不适。用餐时间建议为30分钟左右，每口饭菜最好咀嚼25~30次。

先菜后饭：先吃一盘热量低、高纤维的新鲜蔬菜，之后喝少许清汤，再来点肉、鱼、蛋等高蛋白的食物，最后再吃饭。这样吃一餐饭不但营养均衡，还能减少热量摄入，有助于餐后血糖平稳。

在外就餐：应尽量选择蒸、煮、烤、炖、凉拌等烹调方式的菜，减少油脂的摄入，如果食用油炸类食物时，应选择可以去皮的食物，如炸鸡腿去皮后食用。碎肉制品如肉丸、肉饼等成份不明的食物不宜使用，可多选择青菜，以增强饱腹感，但是应该先将汤汁滴干以减少油脂的摄取，不要用汤汁泡饭，避免食用勾芡粘稠的菜，喝汤时尽量撇去浮在表面的油脂。也可以准备一杯温开水，菜品涮涮再吃更健康。

6.起居安排要周全

春节期间走亲访友，糖友的日常的生活节奏会被打乱，无论是进餐还是打针服药，往往会不规律。有些患者甚至因外出走亲访友而忘记用药或者忘记加餐，从而导致血糖过高或过低。因此，糖友一定要合理安排各项活动，保证按时进餐及用药。还要注意血糖监测，如有不适，及时到医院就诊。

总之，节日期间，糖友们要尽量做到进食科学化，搭配合理化，烹调清淡化，生活规律化，在享受年味的同时也管理好血糖！

## 加餐不加热量！糖尿病患者加餐有讲究 文/李培

作为一名合格的糖友，刘阿姨一直注重的控糖习惯，不仅要管住嘴迈开腿，还要定期检测自己的血糖。

今天，她在早餐后测的血糖为7.6mmol/L。测完血糖，刘阿姨就跟着老伴一起去公园健步走，一直到中午11点才回来，觉得特别饿，于是加餐吃了一个馒头和五个砂糖橘，接着吃了午饭，结果午餐后血糖竟然达到了14.5mmol/L。

对于糖友来说，除了三次正餐外，还要有2～3次加餐。但是，注意啦，加餐也是有讲究的。

### 加餐有原因

首先，糖友们如果不加餐，每次的进餐量会偏大，容易出现餐后高血糖，因此少量多餐是糖友的基本饮食原则。

其次，糖友们及时加餐，可避免低血糖的发生。尤其是运动量过大时，非常容易发生低血糖，甚至危及生命。而适当加餐，会使血糖波动幅度变小，利于维持血糖稳定，减少并发症的发生。

所以，科学而灵活地加餐，一方面使餐后血糖的峰值不至于过高，另一方面能够预防下一餐前或夜间出现低血糖。

### 加餐有原则

加餐不是额外增加食物，而是从正餐中匀出的食物，有意识地分配在三次加餐中；每餐只吃6～8成饱，以便余下食物用于加餐。简单来说，就是"定时定量，少食多餐，加餐不加量"。

### 加餐吃什么

选择升糖指数低的、掌握小量的原则。

蛋白质：蛋类、乳类及制品、豆制品及各种坚果。

碳水化合物：全麦面包、土豆、地瓜、山药、芋头、点心等。

蔬菜、水果：西红柿、黄瓜、各种水果。

一般说来，上午和下午的加餐可以随便一些，饼干、面包或低糖蔬菜等都可以；晚上睡前的加餐则应品种丰富一些，除主食外，还可以配上半杯牛奶或者一个鸡蛋等富含蛋白质的食物，有效防止夜间出现低血糖。

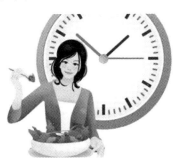

### 加餐吃多少

不超过全天总热量的情况下，从正餐中匀出食物作为加餐用，应少于正餐的1/2或者更少（50～100千卡）。

### 何时可加餐

加餐的时间最好相对固定。一般来说，应该选择在低血糖容易发生的时段之前加餐，比如两餐之间、剧烈运动前或睡前使用胰岛素之后，降低低血糖发生的概率。睡前一般建议选择含蛋白质丰富的食物，比如牛奶。具体来说：

上午：09：00～10：00，下午：15：00～16：00，晚上：睡前1小时（21：00左右）。

采用胰岛素治疗的患者，睡前注射的胰岛素一般为中长效胰岛素，胰岛素作用时间较长，一般为数小时或者20多个小时，整个睡眠过程胰岛素都在发挥作用，对于睡前是否加餐要看血糖值：

血糖小于5.5mmol/L，常规加餐后，可另外加少许饼干；

血糖5.6～10mmol/L，常规加餐；

血糖大于10mmol/L，不加餐。

加餐的目的是为了更好地维持血糖的平稳，科学合理的加餐是必须的。特殊情况特殊加餐；明显饥饿或血糖值过低时要及时加餐；运动量过大、运动前或运动后应少量加餐；出现低血糖时，要立即进餐。

### 饮食宜缓

吃东西太快容易增加糖尿病患病风险。研究发现，吃饭太快的人发展为糖尿病前期的风险是普通人的2倍。这种坏习惯对糖友更为不利。

究其原因，中国人以淀粉类食物为主食。如果吃得太快，食物在口腔中没有被充分咀嚼，口腔中的淀粉酶还没有充分发挥作用，食物就已经快速下降到胃里了。

这样一来，食物就只能靠胰腺分泌的淀粉酶来消化了，容易导致两种不良后果：糖分一次性大量涌到血液中，导致血糖迅速升高；加重胃和胰腺等脏器的负担，时间一长，容易导致一些消化道疾病的发生。

所以，糖友要把"饮食宜缓"这一条加入饮食原则中。一般一口饭咀嚼30次再咽下，既有利于营养的吸收，又可以减轻消化系统的负担，更能远离餐后高血糖。

# 科学的糖尿病饮食习惯要这么养成！ 文/周建华

患糖尿病已有5年的马阿姨，一直很注意自己的饮食，连水果都不敢吃，还经常运动，有规律地服用降糖药。然而，马阿姨的血糖仍时有波动，这让她倍感困惑。

糖尿病饮食一直是糖友关注的重点，也是控制血糖的关键一步。糖尿病要控制饮食，这谁都知道，可是该怎么控制呢？

## 糖尿病饮食8项原则

（1）控制总能量，既不吃得过饱，又不会忍饥挨饿；

（2）均衡膳食，粗细搭配；

（3）称取食物重量，定时定餐进食；

（4）少食多餐，一日3~6餐；

（5）每天至少12种以上食物，每周至少25种以上食物；

（6）饮食清淡，低脂少油，少糖少盐；

（7）限制饮酒，坚决戒烟；

（8）高膳食纤维饮食，帮助减肥和通便。

# 糖尿病饮食量的计算

第一步：计算出标准想体重

标准体重（公斤）=实际身高（厘米）–105

第二步：判断体重是否正常

| 计算公式 | 参照数值 | 体型评价 |
|---|---|---|
| （目前体重-标准体重）÷标准体重×100% | ≥20% | 肥胖 |
| | ≥10% | 超重 |
| | ±10% | 正常体重 |
| | ≤–10% | 偏瘦 |
| | ≤–20% | 消瘦 |

第三步：查每日每公斤标准体重所需能量

| 劳动强度 | 举例 | 每日每公斤标准体重所需能量（千卡） | | |
|---|---|---|---|---|
| | | 消瘦 | 正常 | 肥胖 |
| 卧床休息 | | 20～25 | 15～20 | 15 |
| 轻体力劳动 | 办公室职员、教师、售货员、退休人员 | 35 | 30 | 20～25 |
| 中体力劳动 | 学生、外科医生、司机、体育教师 | 40 | 35 | 30 |
| 重体力劳动 | 建筑工、搬运工、重农活、运动员、舞蹈者 | 45 | 40 | 35 |

第四步：计算总能量

每日所需总能量=标准体重（公斤）×每日每公斤标准体重所需能量

## 糖尿病饮食食物选择

主食：

| 不同能量级别（千卡） | 主食量（生品的重量） |
| --- | --- |
| 1200 | 150克 |
| 1300 | 175克 |
| 1400 | 200克 |
| 1500 | 225克 |
| 1600 | 250克 |
| 1700 | 275克 |
| 1800 | 300克 |
| 1900 | 325克 |
| 2000 | 350克 |
| 2100 | 375克 |
| 2200 | 400克 |

*推荐二米（大米、小米）饭、杂豆饭。大豆+谷类（如玉米、面粉、大米、小米）营养加倍。

蔬菜：500～600克

每餐的蔬菜按321比例搭配：

"3"指：3两即150克绿叶蔬菜，如青菜、芹菜、菠菜、韭菜、白菜、卷心菜、苋菜、鸡毛菜等；

"2"指：2两即100克任意蔬菜，如西红柿、西葫芦、西蓝花、茄子、黄瓜、青椒、冬瓜、苦瓜等任一种蔬菜均可；不包括根茎类蔬菜，如土豆、山药、地瓜、藕等；

"1"指：1两即50克水发后的菌藻类，如海带、紫菜、黑木耳、蘑菇、香菇、金针菇。

保证餐餐有蔬菜、多用蒸煮炖，少用煎炒烹炸法。

水果：150～200克

空腹血糖大于7mmol/L，餐后2小时血糖大于10mmol/L，糖化血红蛋白大于7.5%，有上述情况之一，不宜吃水果。

当血糖控制比较理想后，以下表为参考选择水果：

| 分类 | 水果种类 | 含糖量（每100克） | 能量（每100克） |
|------|----------|------------------|------------------|
| 适量食用 | 鸭梨 青瓜 柠檬 李子 苹果 草莓 西瓜 猕猴桃等 | ＜10克 | 20～40千卡 |
| 谨慎食用 | 香蕉 山楂 鲜枣 海棠 荔枝 芒果 甜瓜 橘子 桃杏 | 10～20克 | 50～90千卡 |
| 不宜食用 | 干枣 红枣 蜜枣 柿饼 杏干 桂圆 果脯 葡萄干等 | ＞20克 | 100千卡 |

奶及奶制品：250ml

豆类及其制品：50～100克，豆浆400ml、北豆腐100克、南豆腐150克、豆腐干50克。

肉、鱼、蛋：2～3两，选择肉类的顺序：鱼肉、鸡肉、鸭肉、牛肉、羊肉、猪肉。

烹调用油：植物油25克/天，即每天两勺半油，禁食肥肉。吃坚果需减少用油量，如10粒开心果含45千卡能量，5克脂肪，相当于1/3勺油脂。

盐：每天不超过6克，约啤酒瓶盖一瓶盖。

酒精：每日饮酒不超过1个饮酒单位，同时适当减少主食量。所谓"1个饮酒单位"，是指含有约18ml酒精的酒，如355ml的普通啤酒、150ml的葡萄酒、45ml40度的白酒，或30ml60度的白酒。

### 推荐多吃的的食材

B族维生素：粗粮、干豆、肉蛋类、绿叶蔬菜；

维生素C：新鲜蔬菜、水果；铬：改善糖耐量，在菌藻、牛肉、粗粮中较多；锌：与胰岛素活性有关，在粗粮、豆制品、海产品中较多。

### 科学的糖尿病饮食

（1）一日三餐各占1/3或早餐、中餐、晚餐各占1/5、2/5、2/5。

（2）用标准餐具吃，蔬菜、主食和肉类，体积比例约为2：1：1。

如果糖友们开始这样吃经常感觉到饿，也不用烦恼，有些小招数可以帮助糖友提高饱腹感：

● 餐前先喝汤，汤不要加淀粉；

● 用餐时先吃光蔬菜，然后再开始吃主食和鱼肉类；

● 用餐过程持续20分钟，时刻提醒自己细嚼慢咽，充分体会食物的味道；

● 餐中根据需要可增加饮水量；

● 餐后使自己尽快将注意力转到别处，如出门散步，与家人聊天等。

通过科学饮食，既能满足糖友的食欲，保证身体所需的能量，又不加重病情。坚持1~2周后，糖友们就会感觉这种饮食习惯挺不错。

# 你的"节俭基因"在影响糖尿病管理吗？

文/曹洪民　郑迩遐

节约俭朴是中华民族的传统美德，几乎人人都能背诵"锄禾日当午，汗滴禾下土，谁知盘中餐，粒粒皆辛苦"的唐诗。特别是经历了20世纪60年代初期的苦日子和粮食短缺时期的中老年朋友，对节俭有着更深的感受。

但是，对糖友们而言，有时候节俭并不是一个好习惯。节俭习惯与糖尿病有什么关系？在降糖实践中如何做到节俭适度呢？

## 每个人都有"节俭基因"

1962年，Neel率先提出糖尿病"节俭基因型"理论。该理论提出，在人类进化的长期过程中，以狩猎及采果为生，食品供应的不确定性和食物不能被长期保存使那些能够最大限度有效利用食品的人方能具有继续生存的优势。这样经过物竞天择、优胜劣汰后，生存至今的人类都具有"节俭基因"，即在食品充足时大量进食，分泌胰岛素并将能量以脂肪形式储存起来；食品不足时，脂肪动员分解提供能量。换句话说，在当今食品丰富、已不再为饥饿而担心的年代，如不控制饮食，每个人都会肥胖。

而肥胖无疑是糖尿病发生的最危险环境因素。据美国糖尿病协会报告，轻、中、重度肥胖者发展为2型糖尿病的危险性分别是正常体重者的2倍、5倍和10倍；由肥胖导致的相对危险在年轻人（20~45岁）中最高。

显而易见，担心食物浪费而不节制食欲的人容易发胖并有可能导致糖尿病，仍旧保持节俭习惯的糖友则可能导致血糖控制不达标，加速并发症的发生。

## 糖友生活当适度节俭

为了维持理想体重，糖友们应根据生理需要和体力活动来科学控制总热量。在生活中应具体从以下几个方面把握好"节俭"这个度：

● 糖友在体力劳动或锻炼时身上要备足必要的药品和加餐食品，忌空腹运动，还应携带糖果，以备低血糖发生时急用。在这方面绝对不能节俭，须知低血糖风险比高血糖更严重。

● 糖友鞋袜力求宽松、透气、舒适和柔软，坚决舍弃太挤太硬不舒适的鞋袜，以防足部并发症。

● 糖友赴宴要管住嘴。如果宴席美味佳肴剩下较多，可打包回家与家人共享。

● 动物的内脏和皮含胆固醇和油脂较高，因此要坚决舍弃这些东西，炖肉时也应在晾凉后刮去凝固的浮油再食用。更不适宜用剩菜汤泡饭吃了，宁愿倒掉剩饭剩菜，也不能给胰岛细胞增加负担。

● 应长期坚持低盐低脂饮食，为了减少盐和油脂摄入，能生吃的不熟吃，提倡凉拌时适当放醋，有益消化和软化血管。

● 少吃坚果。坚果含有很多微量元素，但油脂含量也较高，尽量少吃，且应纳入当天总热量，减少其他油脂的摄入。

● 医生常告诫糖友戒烟限酒，千万不能酒逢知己千杯少，即便有人买单，也要严格控制，酒水喝多了不仅增加总热量，影响血糖，更会波及心脏和血管，结果得不偿失。

● 糖友住院时收到的营养礼品，有些并不适合糖友享用，就应果断处理掉。

总之，糖友们一旦戴上糖尿病的帽子，就不能再被"节俭基因"所左右，而应科学明智，该节俭时节俭，该舍弃时舍弃，一切围绕控制血糖、保护胰岛细胞这个中心来调整生活方式与习惯。

# 食品交换份法，助糖友们既享口福，又控血糖

文/湛旭迪

糖尿病管理讲究"管住嘴，迈开腿"，但中国有句老话"民以食为天"，可以想见，对于糖友而言，最让他们痛苦和纠结的莫过于"管住嘴"了。

如何管，管什么，管多少，就连多年的老糖友也忍不住常犯嘀咕，不过不管又肯定不行。有没有一种简便易行的好办法，使糖友们既能"享口福"，又能"控血糖"呢？当然有，"食品交换份法"便是一个好方法。

## 什么是食品交换份？

食品交换份是将食物按其所含营养成分的比例分为6大类（谷薯类、蔬菜类、水果类、肉鱼蛋类、豆乳类和油脂类）。提供同等热卡90千卡的各类食物重量，叫作1份。也就是说每份食物都能提供90千卡热量，以便交换使用。

一般可以粗略地把25克（半两）粮食、500克（1斤）蔬菜、200克（4两）水果、50克（1两）肉蛋鱼豆制品、160ml（3两）牛奶、10克（2钱，相当于1小汤匙）烹调油作为一份。

## 如何使用食品交换份

我们以外企高管李先生为例：长期办公室工作，很少锻炼身体，加上平时饮食不规律，导致李先生身体发胖，不幸患上糖尿病。如今他身高为175cm，体重100kg，要进行饮食治疗，该如何计算自己每天应摄入的食物量呢？

第一步：评价体型

$$体重指数BMI=体重（kg）÷身高^2（m）$$

**体重指数参考范围**

|  | WHO | 亚洲 | 中国 |
|---|---|---|---|
| 正常体重 | 18.5 ~ 24.9 | 18.5 ~ 22.9 | 18.5 ~ 23.9 |
| 超重 | 25 ~ 29.9 | 23 ~ 24.9 | 24 ~ 27.9 |
| 肥胖 | ≥30 | ≥25 | ≥28 |

李先生BMI指数为$100÷1.75^2≈32.6$，体型判断：肥胖；

第二步：计算理想体重

$$理想体重（kg）=实际身高（cm）-105$$

李先生的理想体重：175-105=70，即他的理想体重为70kg；

第三步：确定体力劳动类型

**体力劳动对照表**

| 体型 | 卧床 | 轻体力 | 中体力 | 重体力 |
|---|---|---|---|---|
| 肥胖/超重 | 15 | 20 ~ 25 | 30 | 35 |
| 正常 | 15 ~ 20 | 25 ~ 30 | 35 | 40 |
| 消瘦 | 20 ~ 25 | 35 | 40 | 45 ~ 50 |

李先生是一名办公室人员，属于轻体力劳动者；

第四步：确定每日所需的总热量

总热量=理想体重（公斤）×每日每公斤体重所需热量

**不同人群每日每公斤体重所需热量数（千卡/公斤·日）**

| 体型 | 卧床 | 轻体力 | 中体力 | 重体力 |
|---|---|---|---|---|
| 肥胖/超重 | 15 | 20～25 | 30 | 35 |
| 正常 | 15～20 | 25～30 | 35 | 40 |
| 消瘦 | 20～25 | 35 | 40 | 45～50 |

李先生体型肥胖，属于轻体力劳动者，可以看到每日每千克体重所需热量为20～25千焦（kcal），我们选一个中间值23，总热量=70kg × 23 = 1610 kcal；

第五步：确定每日所需的食物交换份数

能产生90千卡热量的食物重量叫作一个交换份。

公式：总食物交换份数=总热量÷90

李先生的总热量1610÷90≈18份；

第六步：根据科学营养分配原则，合理分配三大营养素

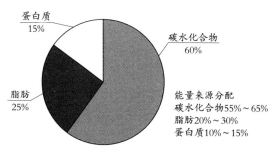

李先生每日所需的三大营养素的份数：碳水化合物份数=18×60%≈11份，蛋白质份数=18×15%≈3份，脂肪份数=18×25%≈4份；

第七步：查食品交换份表确定各餐次食谱，确定六大类食物交换份数不同能量

饮食中各类食物交换份分配

| 能量<br>（kcal） | 谷类<br>（份） | 蔬菜<br>（份） | 肉类<br>（份） | 乳类<br>（份） | 水果<br>（份） | 油脂<br>（份） | 合计<br>（份） |
|---|---|---|---|---|---|---|---|
| 1000 | 6 | 1 | 2 | 2 | | 1 | 12 |
| 1200 | 7 | 1 | 3 | 2 | | 1.5 | 14.5 |
| 1400 | 9 | 1 | 3 | 2 | | 1.5 | 16.5 |
| 1600 | 9 | 1 | 4 | 2 | 1 | 1.5 | 18.5 |
| 1800 | 11 | 1 | 4 | 2 | 1 | 2 | 21 |
| 2000 | 13 | 1 | 4.5 | 2 | 1 | 2 | 23.5 |
| 2200 | 15 | 1 | 4.5 | 2 | 1 | 2 | 25.5 |
| 2400 | 17 | 1 | 5 | 2 | 1 | 2 | 28 |

主要提供碳水化合物的食物及相应的份数：

蔬菜类：1份

水果类：1份

谷薯类：碳水化合物份数-蔬菜份数-水果份数；11-2=9份

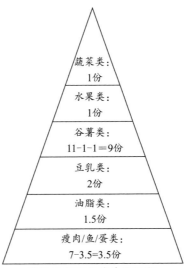

李先生每天各类食物份数

主要提供蛋白质的食物：

豆乳类：2份

瘦肉/鱼/蛋类：蛋白质份数-豆乳类份数；

主要提供脂肪的食物：

油脂类：1.5份

第八步：确定食物份数的餐次分配

（1）每天必须保证早、中、晚三餐

（2）全天食物按照早1/3、中1/3、晚1/3，或者早1/5、中2/5、晚2/5分配。

如果一天吃6餐，按比例分配：早餐占2/10，加餐1/10，午餐3/10，加餐1/10，晚餐2/10，睡前加餐1/10。

（3）加餐量可占总热量的5%～10%，并从正餐的量中扣除。

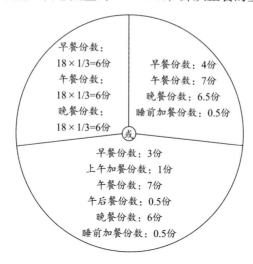

第九步：将食物份数换算为具体食物质量

原则：每餐营养要均衡搭配，尽量做到每餐均含有碳水化合物、蛋白质、脂肪、纤维素、微量元素等营养物质；每种食物的每一交换份的质量（克）不一样。

大略地说，25克（半两）粮食、500克（1斤）蔬菜、200克（4

两）水果、50克（1两）肉蛋鱼豆制品、160克（3两）牛奶、10克
（相当于1小汤匙）烹调油作为一份。（如果大家想更详细的了解各
类食物一份的质量，我们后面会说明，供大家参考和选择）

这样可以换算出一天所需：

主食：4.5两（9份）

蔬菜：500克（1份）

水果：200克（1份）

烹调油：15克（1.5份）

蛋白质：鸡蛋1个（1份）、牛奶160ml（1份）、酸奶130g（1
份）、豆类25g（0.5份）；瘦肉100克（2份）

加起来18份，把它们分配到六餐中去。

第十步：制定食谱

早餐：脱脂牛奶160毫升（1份蛋白质）、全麦面包50克（2份主
食）、拌绿叶菜或咸菜少许。共3份。

10点加餐：煮鸡蛋1个（1份蛋白质）。

午餐：鱼虾80克/肉50克（1份蛋白质）、豆类25g（0.5份蛋白
质）；蔬菜250克（0.5份蔬菜）、油10克（1份油脂）、米饭100克
（4份主食）。共7份。

下午3点加餐：水果（猕猴桃/苹果/梨/桔子/西瓜）200克（1份
水果）。

晚餐：鱼虾80克/肉50克（1份蛋白质）、蔬菜250克（0.5份蔬
菜）、油5克（0.5份油脂）、米饭50克（2份主食）。共4份。

睡前加餐：无糖酸奶130克（1份蛋白质）、苏打饼干25克（1份
主食）。共2份。

### 进行食品交换的注意事项

上文中食物都可以在同等种类的食物表中寻找交换。

交换原则如下：

● 各大类食物能互换，原则是总热能不变。

● 水果不能与蔬菜交换，因为水果含糖量高，蔬菜含纤维高、热量低，血糖控制好的可以1份水果与1份主食交换。

● 肉、蛋、鱼、禽、豆制品可互换，肾功能不全的限制总蛋白质摄入，尽量选优质蛋白。

● 饮料、油炸食品最好不吃，坚果适量（每日不超过40g），若吃，要减少烹调油的摄入量。

● 尽量选升糖指数低的食物。

● 少喝或不喝粥，如喝粥可选含纤维素多、低热量的杂粮麦片粥。

● 不吃或少吃哈密瓜、葡萄、香蕉、荔枝、柿子等含糖量高的水果。

● 土豆、粉条、山药、玉米等属于淀粉类，若进食这类菜品，适当减少主食量。

## 糖友吃水果，既有学问又有讲究
文/周阳

张阿姨特别爱吃水果，但是自从得了糖尿病之后却再也不敢吃了，总觉得吃水果会导致血糖升高，怕自己控制不好血糖，所以只能"望梅止渴"。

那么，糖友到底能不能吃水果呢？吃完水果，血糖一定会高吗？吃水果对糖友到底是有害还是有益呢？

## 吃水果对糖友有益

2017年4月11日，国际著名医学杂志《公共科学图书馆·医学》发表一项大型前瞻性队列研究结果，该研究涉及我国50万人并追踪随访了七年。结果显示糖尿病患者中不吃水果者的比例为无糖尿病者中的3倍。和不吃新鲜水果者相比，每天吃新鲜水果者七年随访期间新发糖尿病的风险下降12％。而在参与调查时就已患糖尿病的人群中，新鲜水果的摄入也显示出明显的健康益处——每天摄入100克新鲜水果，可使糖尿病患者中的总体死亡率降低17％，大血管并发症（例如缺血性心脏病和中风）的风险降低13％，小血管并发症（如糖尿病肾病、糖尿病眼病）的风险降低28％。因此研究者认为适当摄入新鲜水果，不仅能明显降低普通人群罹患糖尿病的风险，也能使糖尿病患者受益。

因此，糖友完全可以根据自己的具体情况来决定吃水果的时间、数量、种类，甚至选择适宜的形态和成熟度。

## 糖友吃水果有讲究

### 1. 血糖控制理想可适当吃

当血糖控制比较理想，即空腹血糖 < 7mmol/L，餐后2小时血糖 < 10mmol/L，糖化血红蛋白 < 7.0％，没有经常出现高血糖或者低血糖，就符合进食水果的先决条件了。对于血糖控制不佳的糖友，可以将黄瓜、西红柿等蔬菜当水果吃，等血糖比较平稳了再选择水果。

### 2. 吃水果的时间

水果一般作为加餐食用，在两次正餐之间，如上午10点左右、下午3点左右或睡前一小时吃，一般不提倡在餐后立即吃水果。这样可以避免一次性摄入过多的碳水化合物，而导致胰腺负担过重。另外，在有饥饿等低血糖症状或运动前后0.5～1小时，也可吃适量水果，防止血糖波动太大，这时吃点水果比等到低血糖时喝糖水更值得推荐。

### 3. 水果与血糖

进食水果后能否使血糖升高，取决于水果的摄入量，新鲜水果能量普遍都不高，每200克水果所含能量在80～100千卡，相当于25克主食，如果每次吃100克左右水果的话，是不易引起血糖升高的。水果的热量也要计入当天的总热量中，若每天吃200克水果，就应该减少25克左右的主食。

### 4. 水果的搭配

水果的蛋白质和膳食纤维含量较低，含糖量却较高。对于一些正餐热量摄入较少的糖友，用水果做加餐时，可搭配开心果、杏仁、无糖酸奶、低盐豆制品等富含蛋白质和膳食纤维的零食，既满足机体对能量和各大营养素的需求，又不至于使血糖升高。

### 5. 水果的种类

各种水果碳水化合物的含量约为6%～20%，应选择含糖量相对较低及升高血糖速度较慢的水果。这一点对于不同的糖友可能有一定的差异，可根据自身的实践经验做出选择。一般而言，草莓、苹果、梨、桔子、猕猴桃等含糖量较低，对糖友较为合适，而香蕉、红枣、荔枝、菠萝、葡萄等含糖量较高，糖友不宜食用。

### 6. 水果的形态

很多人喜欢选择直接摄入果汁来代替天然状态的水果，但研究显示，果汁的健康效果与新鲜完整水果并不等同，且不能降低糖尿病的风险，甚至具有增加糖尿病风险的趋势。所以建议糖友最好选择新鲜水果，不宜将水果榨成果汁或者做成水果罐头食用。

因此，糖友只要遵循以上科学原则，就不必"谈水果色变"，有选择、有节制的吃水果，既可以享受到水果的美味，又能受益于水果的健康功效。

# 糖友能不能吃豆制品？

文/刘立彬

李大爷确诊"糖尿病肾病"后，不但更加注意自己的饮食，还按时服降糖、降压、降脂药物，因此血糖、血压、糖化血红蛋白、血脂、肌酐、尿微量蛋白一直都很稳定。

最近，有些病友告诉李大爷，"肾脏病患者不能吃豆制品，因为豆制品会损伤肾脏"。巧合的是，前几天他还真吃了些豆制品，复查生化中肌酐真高了几个单位，这可把他吓了一大跳，一大早就拿着化验单，怀着惴惴不安的心情来到医院，想问个究竟。

要解决李大爷的疑问，我们需要先回答三个问题。

### 第一个问题：糖友们为什么会对"不能吃豆制品"的说法深信不疑？

归纳一下，无外乎几个原因：

以前的内科学中关于肾脏病的章节中确实提到过尽可能少食富含植物蛋白的物质，如花生，黄豆及其制品等。

随时网络的发展，肾脏患者"不能吃豆制品"的贴子随处可见，这种说法被扩大化了，导致很多人以讹传讹。

大家说肾病患者要吃优质蛋白，首先想到的是：肉、蛋、奶，很少提豆制品。所以这个问题直到现在还影响深远。

## 第二个问题：糖友们到底能不能吃豆制品？

其实回答这个问题，并不是一件多么复杂的事。在此可以很负责地告诉糖友们——答案是"可以吃"，这个回答是基于大量的科学研究和专家证实的！

早在2005年，国际肾脏病的杂志就发表过大豆蛋白对糖尿病患者肾功能的影响，提示大豆蛋白饮食能够减轻肾小球高流量、高滤过、高压力的状态，从而减慢肾小球硬化的进程。

2017年，全世界顶级医学期刊《新英格兰》杂志发表的慢性肾脏病营养学研究进展提到：饮食中富含豆类食物，有助于减低慢性肾脏病发生及恶化风险。

国家卫生与计划生育委员会发布的最新版《慢性肾脏病患者膳食指导》中，指出"动物来源的蛋白质（如乳类、蛋类、肉类等）和大豆蛋白"都属于优质蛋白。

看到此处，糖友们是不是有点小兴奋？禁不住感慨：豆制品可以吃了！

## 第三个问题：哪些豆制品可以放心吃？

问题又来了，哪些豆子含的是大豆蛋白？哪些大豆制品是豆制品呢？

有些糖友说：第一个问题太简单，大豆蛋白不就是黄大豆吗？这个答案还不完全，黑大豆和青大豆都含有大豆蛋白。其他像红豆、绿豆、芸豆、豇豆、蚕豆、豌豆、扁豆统统不是大豆蛋白。

第二个问题，大豆制品包括：豆腐、豆腐干、豆腐衣、油豆腐等。而面筋、烤麸、日本豆腐、豆沙等都不属于大豆制品。

许多肾脏病患者被告知"不能吃豆制品，豆制品会损伤肾脏"，这已经被现代医学证实是错误的。豆制品中的蛋白质虽属植物蛋白，但也是一种优质蛋白，肾病患者可根据病情适量选用，与肉蛋类食品进行互换，预防蛋白质总量超标。

而李大爷的肌酐波动了几个单位，其实只是偶发现象，并没什么实际的意义，自然也和吃豆制品无关了。

# 无糖食品可以放心大胆吃？糖友们可要悠着点！

文/孔令菲

前几天，张阿姨刚确诊了糖尿病，医生嘱咐张阿姨一定要注意饮食。张阿姨谨遵医嘱，一口甜食都不敢吃，生怕血糖高了，连加餐的饼干买的全是包装上写的无糖的。

一周后，张阿姨到医院复查，结果血糖不降反升。医生责怪阿姨不遵医嘱，没注意饮食。张阿姨百口莫辩，无奈只好把加餐的饼干拿出来给医生看。医生一看，才明白，果然错怪了张阿姨。

## 原来无糖食品，并非绝对不含糖

很多糖友认为，无糖食品就意味着食品不含任何糖分，所以吃无糖食品并不会引起血糖升高。这种认识其实是错误的。

从科学角度讲，无糖食品这种叫法并不科学。营养学上的"糖"又称碳水化合物。糖的概念很广义，一般分为单糖、双糖、寡糖和多糖。日常食物中，水果和蜂蜜含单糖；白砂糖、绵白糖和红糖等传统糖产品含双糖中的蔗糖；豆类食品中含寡糖，谷物中含多糖类的淀粉。

目前市场上宣传的无糖食品多是指不含蔗糖的食品，这类食品为满足人体对甜味的口感要求，可以用食品添加剂中的甜味剂替代蔗糖。有的商家对消费者宣称"无蔗糖"食品就是无糖食品，这是一种误导。无蔗糖食品不等于无其他糖类，所以该类产品只是无蔗糖食品，而不是无糖食品。还有的产品虽然标注"无蔗糖"，但在其配料表中却标注加有白砂糖，而蔗糖和白砂糖是一回事，只是叫法不同而已。

糖尿病患者要想买真正的无糖食品，应先要看清配料表。无蔗糖食品一般都添加了甜味剂，国家批准的甜味剂对人体是安全的，热量低或不含热量，不会升高血糖。但是，甜味剂的口感毕竟不同于蔗糖。因为蔗糖除了有甜味，还有增进食物的黏度、让食物膨胀柔软以及增加香味的作用。因此，相当一部分无蔗糖食品里还会添加增稠剂、稳定剂、品质改良剂等，以改善食物的口感。常用的增稠替代品是淀粉水解产生的糊精、改性淀粉等，这些其实也是糖类。因此，消费者在购买无糖食品之前，还要提防增稠剂含量过高或含有蔗糖之外的其他糖分对血糖带来的影响。

## 无糖食品更没有降血糖功效

很多糖尿病患者一看到"无糖"两个字，就认为可放心大胆地食用，甚至认为有助于降血糖。这也是被有些商家宣称"无糖食品具有降糖功能"而误导。

很多无糖食品都是用淀粉等原料制备而成，这些食品经消化、吸收、代谢后不仅可以产生热量，还会转化为葡萄糖。如果糖尿病患者不加限制进食无糖食品，同样会造成总热量超标和血糖增高。

糖尿病是一种慢性周身性内分泌代谢疾病，由于体内胰岛素的相对或绝对不足，形成持续性血糖升高。无糖食品热量低，适当食用可减低糖尿病患者控制饮食带来的饥饿感，但无糖食品仍然会对血糖及总热量产生一定的影响。所以，糖尿病患者食用无糖类或低糖类食品时，应当在医生的指导下合理控制主食的摄取量，要将无糖食品的热量计入每天饮食的总热量内，以使每天的总热量保持平衡。

即使是质量合格的无糖食品，也不能替代药物的治疗。对于糖尿病患者来说，通过饮食控制血糖，很重要的一点是在低热量的基础上使膳食营养达到良好的平衡。更重要的是，要在合理选用降糖药物的基础上合理控制饮食。一些血糖稳定的患者，可以适当食用比较安全的甜味食品，包括苹果、梨、桃、杏干、樱桃、柑橘、柚子、木瓜等水果，还有酸奶、低糖牛奶等。

其实，对糖尿病患者来说，所谓无糖并非最佳的选择，最重要的是药物控制血糖，配合饮食控制热量，做到膳食平衡。

## 怎么才叫吃得好？老年人健康饮食"简约不简单"

文/郑途遐

65岁的老郑，家里日子越来越好，孩子们大了，也很孝顺，各种坚果、糖果、点心，以及老年保健品，都从不间断，鸡鸭鱼肉更是每日的标配。喝点小酒、打点小牌，小日子越过越滋润，用他自己的话来说那就是"天天像过年"。但是从苦日子过来的他，从来舍不得浪费掉一点食物，因此也成了家里的"光盘侠"。

最近老郑发现自己特别口渴、乏力、小便也发粘，上医院一查，确诊为"糖尿病"。医生告诉老郑，他这个病就是以前俗称的"富贵病"，和他营养摄入过多、运动减少等不健康的饮食生活习惯息息相关。老郑这才悔之晚矣。

而另一个糖友，86岁的罗奶奶，虽然和老郑一样，同是糖尿病患者，但是却走向了另一个极端。由于确诊了糖尿病，家人对她进行了严格的饮食和运动控制，每天三两粮食，这也不能吃，那也不许吃。

半年后罗奶奶糖化血红蛋白由7.5%下降到5.7%，体重也由原来的90斤降到了80斤，血糖、血脂完美达标，达到了"千金难买老来瘦"的境界。结果罗奶奶明显乏力，再次去医院经过一系列的详细检查后，确诊为"肺结核"。

过度节食对老年患者的健康不利。老人本来胃肠吸收功能下降，过分节食会导致营养不足、体重下降、免疫功能和抵抗力下降，许多疾病趁机而发。而且，过于消瘦还会增加骨折的发生风险。

另外，营养不足不能满足机体的正常需要，使体内细胞得不到充足的养料和能量，结果会加速各种组织、器官的老化，从而缩短老年人的寿命。可见，"千金难买老来瘦"的说法并不科学。

## 老年人饮食"简约不简单"

随着年龄的增加，老年人的身体素质和生活习惯也会出现一些明显的变化：

● 日常运动量下降，食物摄入减少；

● 由于内脏器官衰老，导致各项生理功能减弱，如消化能力差、肠蠕动减慢、胃黏膜萎缩、胃酸过量、胃肠功能紊乱；

● 往往伴随一些常见的慢性病，如糖尿病、高血压、高脂血症、动脉硬化、肿瘤等。

因此吃东西时稍不注意就会造成身体的一些不必要的负担，有时候由于限制过度还会过犹不及，老年人营养成为很多老人、老人的子女最关注的问题。

老年人由于其生理、心理以及免疫机能上的变化而有其特殊性，饮食上也应顺其改变，做到"简约而不简单"。

所谓简约，指的是保持粗茶淡饭，远离肥甘味美；保持适量运动和步行，不依赖舟船车马；亲近果蔬，远离烟酒；食品宜原汁原味，不宜过度烹调和精细加工。

所谓不简单是指，既要荤素搭配、营养全面、少食多餐，还要依据自己的身体和疾病状态随时调整适合自己的健康饮食。

## 健康饮食，大有学问

话说得简单，但具体应该怎么做呢？不妨参考以下几点：

首先，认识和接受自己身体机能的变化，及时调整心态，积极面对。

既不能有得了病，破罐子破摔，爱吃啥就吃啥的想法；更不能轻信小道消息，今天听说这个食物营养，恨不得顿顿吃这个，明天听说那个保健品神奇，一下就买它好几箱。

平时应该多从书本、正规媒体、医生那里了解一些靠谱的老年养生知识理论，同时也要依据自己的实际情况做出适当调整。因为每个人的生活环境、生活方式、脏器机能、疾病状态都是不一样的，因此找到"适合自己的健康饮食方案"才是最佳方案。

老人由于内分泌的改变和消化酶分泌的相对减少，对饥饱的调控能力较差，往往饥饿时容易低血糖，过饱时又会增加心脏负担。

为了让老年人每天都能摄取足够的热量及营养，营养师建议，不妨让老年人一天分5～6餐进食；在3次正餐之间另外准备一些简便的点心，如低脂牛奶泡饼干（或营养麦片）、低脂牛奶燕麦片，或是豆花、豆浆、鸡蛋，也可以将切成小块的水果或水果泥拌酸奶食用。

3次主餐的间隔时间为4至6小时，副餐放在主餐之间和睡前1小时。老年人代谢机能降低，体力活动较少，以每餐七成饱为佳。

减少饱和脂肪酸（动物油脂、棕榈油、椰子油、黄油、酥油等）摄入，代之以不饱和脂肪酸（橄榄油、菜籽油、玉米油等），尽量以蒸或煮的方式来烹调，以减少油脂的摄取。

如果是在外面用餐，可要一杯白开水将菜稍微涮一下。少吃加淀粉后经油炸或炒的东西，因为淀粉容易吸油，像炒面、炒饭、水煎包、葱油饼等。味觉不敏感的老年人吃东西常觉得索然无味，食物一端上来就猛加盐、酱油，很容易吃进过量的钠，导致高血压病的发生。

每天至少保证3份新鲜蔬菜，其中包括菠菜、生菜等绿叶蔬菜，它们都含有丰富的膳食纤维，对油脂有一定的吸附作用。蔬菜能生吃的不熟吃，最大程度保留其中的维生素。每天保证250克奶、100克肉类等营养，还应吃点鱼类、豆类，当然这些食物之间可相互加减换算。

如有肾病并发症的老人则应优先选用鱼虾肉蛋奶等动物优质蛋白。用瘦白肉或海产品替代红肉或加工肉食。主食应粗细相间，如小米、玉米、燕麦、红薯、糙米等，它们含有丰富的B族维生素以及膳食纤维，能帮助通畅大便。

戒烟、酒，健康饮水，首选白开水，或用无糖咖啡、茶饮来替代碳酸饮料等含糖饮品。

老年朋友们只要把握上面几点，掌握适当的度，既不矫枉过正，又不过犹不及，简约而不简单地均衡饮食，保持适度的体型，就一定能安享幸福晚年。

## "腿肿"谁之过——谈谈控盐

文/刘立彬

老王患有高血压和心脏病，最近一周他总觉得口干舌燥，喝了不少水也不管用，而且突然腿肿得很厉害。俗话说"男怕穿靴，女怕戴帽"，意思是男性最忌讳脚肿，女性最忌讳头面肿。老王想自己身体不会是出了什么大毛病了吧，越想越怕……

第二天一早他就来到医院，医生仔细地问了他的病史，检查了身体，并且为他开了抽血化验及超声检查。医生拿到所有的检查结果后告诉老王：下肢水肿不是心脏问题、不是肾脏问题、不是甲状腺问题、不是肝脏问题、更不是营养不良问题。医生发现他生化的血钠及24小时尿钠都高于正常值，问起了他最近一周的饮食情况。原来老王是个"老北京"，最近好友来京游玩，热心的他带他们尝遍"北京正宗特色小吃"：早上去牛街吃油条、豆腐脑儿或"小肠陈"吃炒肝、卤煮火烧；午餐是什么门钉儿肉饼、灌肠、爆肚；晚上就是涮肉、烤串，吃得那叫一个美。一圈下来，朋友尽兴而归，老王却出现了上述症状。

为什么老王的腿会肿起来呢？医生告诉他都是因为吃盐超标了！他有点蒙，因为他经常参加健康科普讲座，知道吃盐多了对高血压、心脏病都不好，每天食盐的摄入量不要超过6g，因此他在家里还特地备了专用小盐勺。

医生为什么说老王盐超标了呢？原来是根据他最近的饮食情况断定的。老北京小吃虽然美味，但很多都是高盐饮食。老王摄入盐多了后，就会有口渴的感觉。结合化验单中血钠及尿钠都明显高于正常（尤其是尿钠，最好限制在100mmol/L以下），再加上排除了其它引起水肿的疾病，因此医生怀疑他腿肿的根本原因是盐吃多了造成的。

医生告诉他，我国居民膳食指南建议的成年人每天食盐的摄入量不要超过6g，是包括所有摄入食物的盐总量。大家往往仅计算了在家做菜放的盐量，忘记了其他食品中可能也含有钠。所以

### 6克盐究竟有多少

● 用一个啤酒瓶盖（去掉胶垫），平装满一盖，即相当于5~6克盐；

● 瓷勺一平勺盐量约为18克，每人每天吃盐总量不超过1/3瓷勺；

● 一小撮（用三个指头尖）食盐约为2~3克；

我们往往忽视了食物中"隐形的盐"，比如说番茄酱、蚝油、酱油、甜面酱、浓汤宝、奶酪、蛋糕、面包、点心、冰激凌、薯条、汉堡、比萨、方便面、香肠、鸡腿、午餐肉等都是"高盐大户"。还有一些食品的生产必须要加入含钠的辅料，比如饼干、饮料、切面、肉肠等食品生产中都会加盐。

那么如何才能知道自己吃的食品含盐量呢？给大家普及一点小知识：（1）5ml酱油大约含1g盐；（2）一块豆腐乳大约含5g盐；（3）食品包装袋上的营养标签标注了钠的含量，大家可以按照400mg钠≈1g盐来换算。比如一袋方便面有1990mg钠，大约相当5g盐，基本就够一天盐摄入量了。

医生还告诉他，想要减少盐的摄入量，不妨试试以下几种方法。

在菜出锅前再放少许盐。既可以增加咸味，还能避免食物在烹饪过程中吸入过多的盐分。

调味时借味法。如在菜肴中放些海米、海苔等具有天然咸味的食材，即增鲜又健康；烹饪时加点醋，醋是咸味的天然增强剂，在烹饪时稍微加一点便可以做到少盐的同时又美味；而胡椒、大蒜、葱姜等也可以帮助变化口味。

可以使用低钠盐。低钠盐里含有60％～70％的氯化钠，同时还有20％～30％的氯化钾和8％～12％的硫酸镁，和普通食盐在味道上相差无几，但是可以在用量相同的情况下帮助人们减少氯化钠摄入，从而达到减盐的目的。但是提醒大家，如果肾功能不好的人还是不要用低钠盐，因为可以造成高血钾。

减少外出就餐的机会。餐馆为了追求菜肴口感更加咸鲜，会多放一些盐。因此，如果外出就餐，可以选择清淡的菜式，如清蒸；还可以准备一杯温开水，吃菜的时候涮涮更健康。特别要注意的是拉面汤中的钠含量很高，如果吃面尽量不喝汤，这样可以减少盐的摄入。

老王回家后按照医生的方法，经过严格控盐后，口干舌燥的症状没有了，腿肿也很快消退了。

## 中医饮食养生，糖尿病患者也可用 文/陈小松

糖尿病是一组以慢性血糖水平增高为特征的代谢疾病群。随着生活水平的提高，糖尿病患病率也在逐年升高，中医将糖尿病归为"消

渴"范畴，主要是由于饮食不节，情志失调，劳欲伤肾致人体燥热偏盛，阴津亏耗而致。

合理的膳食不仅可以纠正代谢紊乱，调节血糖和血脂，使其尽可能接近正常水平，对预防和治疗并发症也有很好的作用，中医饮食疗法要求比例平衡、性味辨证、食量有度。根据患者不同的体质采用相应食物，辨证用膳，可起到良好的辅助治疗效果。

以中医理论为指导，根据不同的中医体质进行辨证施膳，结合临床对糖尿病的治疗，能取得显著效果。

### 阴虚质

主要表现：口渴欲饮，口干燥热，便干尿黄，舌红苔少，脉细数。

治疗原则：以养阴为主要治法。

推荐药食：可选用枸杞、玉米须、知母、玄参、葛根、山药、苦瓜等常用药食。

食疗处方：如杞果葛粉粥（枸杞、葛根等），苦瓜炒肉，玉米须、龟肉同炖等。

### 阳虚质

主要表现：畏寒肢冷，常感手足发凉，舌体多胖大，舌质淡或淡暗，脉沉或沉迟无力。

治疗原则：药食可适当选用辛温助阳之品。

推荐药食：可选加紫河车、当归、白术、桂圆等煲汤；食物可选糯米、高粱米、栗子、大枣、鸡肉、羊肉、牛肉等，水果可选木瓜、芒果、石榴等。

药食禁忌：忌食苦寒伤阳之品如苦瓜、梨、西瓜等，尤其应忌冰镇冷饮，饮茶以红茶为宜。

## 气虚质

主要表现：疲乏无力，四肢倦怠，腹胀便溏，舌淡苔白，脉细弱。

治疗原则：以补气为主要治法。

推荐药食：可选用人参、黄芪、山药、南瓜、芦根、白术、莲子等常用药食。

食疗处方：如山药莲子粥，黄芪炖母鸡，天花粉、山药、粳米合用为粥，韭菜煮蛤肉等。

## 湿热质

主要表现：面部和鼻尖油光发亮，脸上易生粉刺，胸膈痞闷，腹胀，恶心，纳差，便溏，舌苔黄腻，脉沉滑。

治疗原则：以清热祛湿为主要治法。

推荐药食：煲汤可选加茯苓、薏仁米、扁豆、淮山药等清热祛湿的中药，食物以甘寒为主，可选一些豆类如赤小豆、绿豆、黑豆、蚕豆等，水果可选桔子、橙子、苹果、梨。

药食禁忌：忌食温燥及过于寒凉之物。

## 痰湿质

主要表现：多见于中老年人，平素喜欢吃肥甘厚味，较少运动，形体多肥胖，易汗出黏滞，痰多，身体沉重，容易困倦，舌苔白腻，脉多沉弦。

治疗原则：以化痰利湿为主要治法。

推荐药食：此类患者应少食肥甘厚味，增加运动量。饮食应以清淡为主，可选食芥菜、白菜、白萝卜、牛肉、鸡肉、链鱼、黄鳝等，水果可选杏子、柠檬、金桔等。

药食禁忌：不宜多吃酸涩食品，如石榴、大枣、乌梅等以免敛痰助湿。

## 气郁质

主要表现：形体多偏于消瘦，常感到闷闷不乐，情绪低沉，多思多虑，气短，舌质多暗红苔薄白，脉多见弦脉。

治疗原则：可酌选具有理气解郁作用的药食。

推荐药食：可饮玫瑰花茶以理气舒肝，煲汤可选加佛手、夏枯草、陈皮等。食物如黄花菜、萝卜、海带、橘子等。

药食禁忌：平素饮食以清淡为主，忌食过于肥甘之品以免阻碍气的运行，也不宜过食辛香走窜之物以免耗气散气。

## 血瘀质

主要表现：皮肤较粗糙，眼睛里的红丝很多，牙眼易出血，身体易出现某些部位固定疼痛，舌质暗，脉弦或涩。

推荐药食：应多食山楂、醋、玫瑰花等，少食肥肉等油腻之品。

推荐运动：应适当运动，可打太极拳、八段锦、慢跑、快走、跳舞等，以促进气血运动，减轻血瘀症状。

中医学认为，长期过食肥甘，醇酒厚味，辛辣香燥，损伤脾胃，积热内蕴，化燥伤津，消谷耗液，发为消渴。

消渴的饮食疗法作为基础疗法是一切治疗方法的前提。中医自古就有"药食同源"的说法，中医食疗在传统中医理论指导下，以阴阳五行理论为基础，以五脏为中心，以辨证论治为原则，将不同食物进行合理配伍，不仅包含食物种类搭配、食量的调控，食物本身也有性味归经，即食物对人体阴阳寒热、五脏功能的调节作用。这点在糖尿病食疗领域是独有的，根据食物的性味归经指导患者的饮食宜忌可以更好地辅助治疗，达到药食同治，事半功倍的效果。

# 第四章

# 糖尿病运动

文/王玉迪

## 既锻炼身体，又控制血糖

张先生近来查出患有糖尿病，听说运动可以有效控制血糖，便想当然地认为运动时间越长，能量消耗越多，越有助于降低血糖。于是一大早起床便决定去小区附近的大公园跑上好几圈。结果途中突然出现头晕、大汗、心慌、软弱无力，张先生只好立即坐地休息，幸好路人见其状态不对给了他食物和糖水，食用后休息好一会儿才缓过来。

像张先生这样因患有糖尿病，盲目过度运动后出现身体不适，以至于在以后的运动前左思右想不敢"下手"的患者不在少数。糖友们怎样才能达到既通过运动锻炼身体，又不至于加重病情的"双赢"目的呢？

糖尿病患者确诊后，控糖已成了一件刻不容缓的事情。而在控糖的过程中，运动治疗是十分重要的手段，适当的运动有利于增加肌肉组织对葡萄糖的利用，达到降低血糖的目的。

糖尿病患者由于身体的特殊情况，在运动时要随时注意自己的身体状况。运动之前，要充分评估自身的体质和病情，在医生的指导下制定有效的运动计划，并做好以下准备：

因人而异，量力而行，提倡糖尿病患者进行"有氧运动"。运动的强度因人而异，以在运动中能与别人交谈不感到气喘吁吁，休息后不感觉过于疲劳和肌肉酸痛为宜。准备宽松舒适的运动服和有弹性的运动鞋，吸水性较好的袜子。

在运动前最好进行一下血糖的自我监测，血糖过高（大于16mmol/L）或者血糖过低（小于3.6mmol/L），都不宜运动，运动时间通常于餐后半个小时至一小时最佳，同时应避免在胰岛素或口服降糖药作用最强时运动，以免发生低血糖。运动中一旦出现视物模糊、意识不清、头晕、大量出汗、心跳急剧加快、面色苍白等情况，很可能是发生了低血糖，此时应立即停止运动，马上吃一些含糖的食品，如症状无缓解，应前往医院就诊。

不宜在空腹下运动，随身携带一些如饼干、糖块、巧克力或含糖的饮料和水，在运动前要补充一定数量的水分，以保证身体运动的需要。首先做5～10分钟的准备活动或热身运动，活动一下肌肉、关节，以免运动中拉伤肌肉、扭伤关节和韧带，使心跳、呼吸的次数逐渐加快，以适应下一步将要进行的运动。

运动要循序渐进，平时参加体育锻炼较少者，运动量要逐步增加，不可操之过急。运动中注意观察身体状况是否有不适，并适时调整运动时间与运动强度。最适合糖尿病患者的运动是持续而有规律的运动，如散步、太极、慢跑、骑自行车、游泳、爬山、打羽毛球、跳舞等有氧运动，运动后以不感到疲劳为宜。

为保证安全，糖尿病患者最好结伴运动，运动结束时不要马上停止，应进行一些恢复性运动，如伸腿、抬腿、弯膝、伸臂、弯腰等，长跑后可步行一段，直到心率恢复到运动前的水平。运动后及时补充食物，运动时间长、运动强度大的，即使没有出现低血糖，也要主动补充一些食物和糖分，以免发生运动后延迟性低血糖。

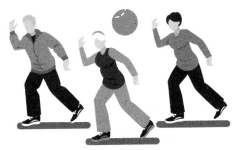

每天检查双脚，糖尿病患者的双脚是最易受伤害的部位，每天坚持洗脚并细心检查以便发现红肿、青紫、水泡、感染等。

"生命在于运动"，适当的运动对所有人都有益，但对糖尿病患者来讲，适当运动对病情管理更是重要。运动疗法和饮食管理是糖尿病治疗的两大基石，只有基础牢固，药物才会发挥最大的效果。当然，糖尿病患者保持良好的心理状态也很重要。

要正确认识糖尿病，一不惧怕，二要重视。掌握糖尿病防治的基本知识，做到对病情自我监测，从而达到积极、主动配合治疗的目的。

## 运动虽好，但要适量

文/湛旭迪

今年65岁的李大爷体检时发现空腹静脉血糖7.4mmol/L，糖化血红蛋白6.5%，随后去医院就诊，被诊断为糖尿病，于是开始控制饮食和运动健身。

李大爷每天晚上都会去公园快步走1小时，有时甚至跟着年轻人快跑一段。好几次到家时，他都出现心慌、出汗等低血糖症状，不到两周时间就感到右足跟骨后方疼痛，经医院检查是跟腱滑囊炎，刚刚开始的运动嘎然而止。

作为糖尿病治疗的"五驾马车"之一，运动治疗作用日益突出。规律运动有助于控制血糖，减少心血管危险因素，减轻体重，提升幸福感，而且对糖尿病高危人群的一级预防效果显著。

流行病学研究结果显示：规律运动8周以上可将2型糖尿病患者糖化血红蛋白降低0.66%。由于老年人对糖分的代谢能力相对年轻人弱很多，所以老年糖友更需要通过运动来提升人体代谢糖分的能力。

像李大爷这样的老年糖尿病患者适合哪些运动，又需要注意什么呢？

老年糖尿病患者可选择的运动项目包括以下几类。

散步：散步可以调动人体大部分肌肉，提高肌肉代谢葡萄糖的能力，更能达到提升人体免疫力的目的，关节也能得到一定锻炼，散步能降低关节性疾病的发生率，非常适合老年人。而且散步简单易行，只需一双合适的运动鞋，随时随地都可以散步。如果糖友之前没有参加过锻炼，可以从每天散步10～15分钟开始，之后逐渐增加到每天散步30～45分钟。

太极拳：练习太极拳有助于缓解压力、改善平衡能力和提高身体灵活性，也有助于降低血糖。新研究发现，糖友每周参加两次太极拳训练班，每次练习1小时，每周再在家练习三次，每次20分钟，可以使血糖水平明显降低，提高糖友生活质量。

游泳：游泳有助于消耗热量和改善身体灵活性，尤其适合老年糖友合并神经病变（手脚常出现无力、麻木、刺痛或疼痛等症状），及同时患有关节炎的糖友。建议每次30分钟较适宜，根据自己的体能，从每游25米休息30秒，循序渐进，逐渐加大运动量。

做操：可以做些自编的小型体操、瑜伽等，做操可以拉伸肌肉，锻炼柔韧性，有很好的降血糖作用。

做家务：有些人不爱运动，其实做家务也是很好的锻炼，有助于消耗热量和降低血糖。养花种菜、打扫房间、洗车、遛狗、与孩子一起玩耍等都很好。

除上述中低强度的有氧运动外，建议适当联合很轻或比较轻的抗阻力训练，可进一步锻炼肌肉力量和耐力，获得更大程度的代谢改善。每周最好进行2次抗阻训练，两次力量练习间歇时间至少是48小时，训练时阻力可由他人、自身肢体或器械，如哑铃、弹簧、弹力带等产生。

糖尿病患者在运动时应遵循以下一些原则。

运动计划：项目要与自己的年龄、病情及身体承受能相适应，并定期评估适时调整运动计划。运动前后要加强血糖监测，运动量大时应建议患者临时调整饮食及药物治疗方案，避免发生低血糖。

运动强度：中老年或慢性患者群，心跳次数应控制（心跳次数在170–年龄之间），以运动后心跳次数较运动前增加30%～50%为宜。一般而言，自我感觉呼吸流畅、微微出汗、面色红润比较合理。

运动频率：一般以1周5天为宜，每次30分钟，具体视运动量的大小而定，如果每次的运动量较大，可间隔一两天，但不要超过3天，如何每次运动量较小且身体准许，则每天坚持运动1次最为理想。

运动时间：应选择在正餐后1小时开始锻炼最适宜，注意要定时定量，不宜在饱餐后或饥饿时进行运动。

运动提醒：老年患者外出时建议随身携带疾病介绍卡，运动时携带糖果，以防低血糖。

运动环境：糖尿患者的热调节能力下降，要充分补水和避免热环境。

运动禁忌：空腹血糖＞16.7mmol/L、反复低血糖或血糖波动较大、有糖尿病酮症酸中毒等急性代谢并发症、合并急性感染、增殖性视网膜病变、严重肾病、严重心脑血管疾病（不稳定性心绞痛、严重心律失常、一过性脑缺血发作）等情况下禁忌运动，病情稳定后可逐步恢复运动。

运动日常：养成健康的生活习惯。培养积极的生活方式，如增加日常活动，减少静坐时间，将有益的体育运动融入到日常生活中。

# 第 五 章

# 糖尿病药物

## 副作用大？对肾脏有危害？走出二甲双胍的认识误区

文/郑迩遐

盐酸二甲双胍（Metformin Hydrochloride，MET）为目前临床最常用的双胍类降糖药，其主要药理作用是通过减少肝脏葡萄糖的输出和改善外周组织胰岛素抵抗而降低血糖，单独使用不会导致低血糖。

临床试验显示，二甲双胍可以使糖化血红蛋白（HbA1c）下降1%～2%，在英国前瞻性糖尿病研究（UKPDS）试验中，二甲双胍还被显示可减少2型糖尿病患者心血管事件和死亡，因此许多国家和国际组织制定的糖尿病防治指南中都推荐二甲双胍作为2型糖尿病患者的一线用药和联合用药中的基础用药。

不仅如此，二甲双胍的安全性、有效性，以及它的价格优势，使它越来越多的应用于临床。但是还有很多"糖友"对它存在一些错误认识，比如超重或肥胖糖尿病患者才吃二甲双胍；二甲双胍副作用大等等。真的是这样吗？其实并不然！

误区1：只有超重或者肥胖的糖尿病患者才适合二甲双胍

二甲双胍并不是减肥药，对于单纯肥胖患者，它没有确切的减肥作用。虽然对于肥胖的糖尿病患者，二甲双胍在使用的初期的确表现出一定的减重效果，但对于体重指数偏低的"糖友"，它不会引起体重继续下降，我诊治过的一位消瘦患者王某遵医嘱服用该药体重还有所回升，就是一个很好的例子。

因为二甲双胍改善胰岛素抵抗，增加外周组织对葡萄糖的利用，同时肠道能聚集高浓度的二甲双胍，从而增加肠道基础葡萄糖的利用，也能防止低血糖的发生。故国内外指南均指出，二甲双胍适用范围广阔，无论患者胖瘦与否。

误区2：二甲双胍只能用于2型糖尿病的治疗

二甲双胍不仅是糖尿病治疗的一线用药，也是第一个被证明能预防糖尿病或延缓糖尿病发生的药物。有研究证实，通过二甲双胍干预治疗，10年内糖尿病发生率下降了18%，而单纯"管住嘴，迈开腿"的生活方式干预则可使糖尿病的发生率下降34%，如果两者结合起来，肯定效果更明显。

对于体内胰岛素绝对缺乏的1型糖尿病患者，二甲双胍仍然可以联合用药，联用二甲双胍能降低约10%的胰岛素用量，从而减少了使用胰岛素所带来的体重增加风险。不过，目前暂不推荐二甲双胍用于10岁以下的儿童，因为尚无10岁以下儿童服用二甲双胍疗效和耐受性的足够证据。

误区3：二甲双胍对"糖友"肝肾危害较大

二甲双胍不经过肝脏代谢，不竞争肝脏P450酶，不存在肝毒性。有报道称二甲双胍能显著降低转氨酶水平，改善肝脏的脂肪变性，但由于目前肝功能不全患者使用二甲双胍的资料较少，一般建议血清转氨酶超过3倍正常上限时避免使用，转氨酶轻度偏高患者使用时则应密切监测肝功能。

虽然二甲双胍并不存在肝毒性，但肝脏疾病本身影响正常乳酸清除能力。二甲双胍对肾功能也没有影响，它主要以原形经肾小管排泄，但本身肾功能不全者有可能因药物排泄不畅导致药物蓄积，从而发生乳酸性酸中毒。最新指南指出，肾小球滤过率大于60ml/min/1.73m$^2$不需调整剂量，40~60之间要减量，小于40则不适合使用。

误区4：服用二甲双胍副作用大

由于双胍类中的苯乙双胍（俗称"降糖灵"）可能诱发一种死亡率极高的急性并发症乳酸性酸中毒，因此苯乙双胍被完全踢出了正规的医药市场，但二甲双胍的化学结构略有不同，不曾引起这么严重的后果。最近荟萃分析显示，其发生率低于1/10万，几乎所有二甲双胍所致的乳酸酸中毒都发生于禁忌症者，其中最常见为肝肾功能不全、心衰，也有因自杀而大量服用者。因此必须强调排除禁忌症的重要性。

至于5%～20%的患者出现可逆性肠胃不耐受的问题，表现为腹泻、腹胀、腹痛、恶心、呕吐或食欲不振等，只要坚持正确的服药方法——小剂量起始、进餐中或餐后服药和缓慢加量，可使许多"糖友"耐受二甲双胍治疗。

误区5：二甲双胍是最好的糖尿病治疗药物

糖尿病治疗应遵循个体化原则，对于每个"糖友"来说，从来就没有最好的药，只有更适合自己的药。在对药物降糖效果、风险、获益、成本和可行性等的充分评估下，使用或联用其他药物也都是正确的合理的。

虽然二甲双胍经历了50多年的临床检验并被各国指南推荐为降糖的一线用药，但并不适合所有的"糖友"应用。下列"糖友"就属于二甲双胍的禁忌症者：（1）肾功能严重减退者；（2）肝脏功能损害者；（3）处于低氧状态者；（4）既往有乳酸性酸中毒病史者；

（5）酗酒者；（6）孕妇、乳母及儿童；（7）急、慢性代谢性酸中毒患者；（8）近期有上消化道出血者；（9）血液系统疾病患者；（10）当天使用造影剂者；（11）慢性严重胃肠道疾病患者；（12）二甲双胍过敏者；（13）严重的维生素B12和叶酸缺乏者；（14）全身情况差、有严重的营养不良和消瘦者；（15）正在外科手术患者。

链接：二甲双胍走向辉煌的曲折历程

早在欧洲中世纪，欧洲大陆流传着一种可以改善糖尿病患者多尿症状的牧草"山羊豆"。直到20世纪初，人们才知道这种牧草含有丰富的"胍"类化合物，并通过实验证实"胍"具有降血糖的作用。科学家以极大的热情投入到对"胍"的研究，合成了一系列胍类衍生物。其中1929年研制出二甲双胍。但那时几乎所有的医生都沉浸在胰岛素被发现并应用于临床的欣喜和狂热中，没人理睬二甲双胍的问世。

在这几十年间，胰岛素的使用不便、注射感染、诱发低血糖和增加体重等缺点逐渐暴露在世人面前，人们迫切需要更多、更好的抗糖药物，于是又掀起了新药研发的热潮。在这样的氛围下，双胍家族顺理成章地从幕后走到台前。

上世纪中叶，苯乙双胍、丁双胍、二甲双胍等陆续在美、德、法等国上市，并曾有过一时风光。可好景不长，医生在临床应用中逐渐发现苯乙双胍可能会诱发一种死亡率极高的并发症即乳酸性酸中毒，很快苯乙双胍就被完全踢出了正规的医药市场，二甲双胍也受到了程度不等的株连，甚至苦苦挣扎在退市的边缘。

随着循证医学时代的到来，各国研究机构一个接一个的大型临床实验研究验证了二甲双胍卓越的控糖疗效和良好的药物安全性。二甲双胍这个有着50年历史的降糖老药正在逐渐焕发着青春，成为各大降糖指南的首选用药和基础用药，活跃在临床降糖治疗的一线。

## 口服降糖药与胰岛素？你知道降糖药有哪些吗？

文/周建华

近年来，随着我国人口老龄化与生活方式的变化，糖尿病发病率急剧上升。据统计2013年患病率已到10.4%。但对此疾病的知晓率、治疗率、控制率却很低，血糖达标率也只有37%。很多患者并没有三多一少的典型症状，只在体检或因其他疾病就诊时才发现自己患了糖尿病。我们社区就有不少人是这种情况，李叔叔就是其中之一。

李叔叔年近中年，身高170cm，体重80kg，最近2周因牙痛，吃不了东西，于是到医院口腔科就诊，症状无明显改善。测随机血糖14.2mmol/L，尿糖4+，尿酮体阴性。既往除口渴外，无其他症状，平素也很少检查身体，他的母亲患有糖尿病。李叔叔后来查糖化血红蛋白为8.0%。

医生嘱其控制饮食，餐后适当运动，同时开具如下处方：二甲双胍0.5g 一天四次，拜糖平50mg 一天三次。三月后复查糖化血红蛋白6.5%，空腹6mmol/L左右，餐后8mmol/L以下，血糖控制理想。

医生给李叔叔开的两种药品均为传统的降糖药物。降糖药物有哪些呢？一般来说，糖尿病治疗药物包括口服药物和胰岛素注射药物。

## 口服药物

1. 双胍类：代表药为二甲双胍

主要作用机制：增加胰岛素敏感性，减少肝脏葡萄糖生成。

优点：无低血糖风险，无体重增加。

副作用：胃肠道反应，常见腹泻、恶心、呕吐、腹胀、消化不良；味觉异常，维生素$B_{12}$缺乏；体重减轻；乳酸性酸中毒。

禁忌：男性肌酐 > 1.5mg/dl，女性 > 1.4mg/dl或肾小球滤过率 ≤30ml/min；10岁以下儿童、80岁以上老人、妊娠、哺乳期妇女；肝肾功能不全；心功能衰竭（休克），急性心梗及其他严重心肺疾病，严重感染或外伤，外科大手术；低血压、缺氧、代酸、糖尿病酮症，并发严重糖尿病肾病、糖尿病眼底病变；酗酒、叶酸和维生素$B_{12}$缺乏；应激状态，如发热、昏迷时。

用法：餐中或餐后服用，小剂量起始，逐渐加至足量，最大剂量2000mg/日。注意：碘造影剂检查前停用48小时；定时检查肝肾功能。

2. 磺脲类：代表药有格列吡嗪、格列喹酮、格列美脲等

主要作用机制：促进胰岛素释放，降低餐后血糖。

优点：价格相对便宜。

缺点：低血糖、体重增加、上腹不适、食欲减退、腹痛等。

禁忌症：1型糖尿病，有严重并发症或β细胞功能很差，儿童糖尿病、孕妇、哺乳期等。

用法：餐前30分钟服用。

3. 格列奈类：代表药有瑞格列奈、那格列奈

作用机制：促进胰岛素释放，降低餐后血糖。

优点：吸收快、起效快和作用时间短。

缺点：低血糖、体重增加。

禁忌：同磺脲类。

用法：主餐前15分钟口服，瑞格列奈推荐起始剂量0.5mg，每次0.5~4mg，每天3次。

4.噻唑烷二酮类：代表药有吡格列酮、罗格列酮

作用机制：增加胰岛素敏感性。

优点：尤其适用肥胖、胰岛素抵抗明显者。

缺点：体重增加、水肿、骨折。

禁忌：不宜应用1型糖尿病、孕妇、哺乳期、儿童；心衰心功能Ⅱ级以上，活动性肝病或转氨酶升高超过正常上限2.5倍以上及严重骨质疏松和骨折病史的患者。

用法：服药与进食无关，每日1-2次。

5. α糖苷酶抑制剂类：代表药物阿卡波糖、伏格列波糖

作用机制：减少碳水化合物的吸收，减低餐后血糖。

优点：无低血糖风险。

缺点：胃肠道反应 常见胃肠胀气和肠鸣音。

禁忌：血肌酐＞2mg/dl禁用。

用法：随餐第一口主食嚼服，推荐剂量50~100mg，每日3次。如与磺脲类或胰岛素联用仍可发生低血糖，一旦发生，应直接给予葡萄糖口服或静脉注射，进食双糖或淀粉类无效。

## 胰岛素注射剂

胰岛素包括短效、中效、长效及预混胰岛素；胰岛素类似物分为速效、长效和预混；胰岛素适应症：1型糖尿病；各种严重的糖尿病急性或慢性并发症；手术、妊娠和分娩；新发病且与1型糖尿病鉴别

困难的消瘦患者；新诊断的2型糖尿病伴有明显高血糖；或在糖尿病病程中无明显诱因出现体重显著下降；2型糖尿病β细胞功能明显减退者。

随着社会的发展，科学技术的不断进步，医疗水平的提高，不断有一些新药投放市场、应用于临床，作为糖尿病患者，了解更多的降糖药的知识，可以更好地使用，更好地控制血糖，减少低血糖发生，使血糖保持平稳达标，延缓并发症的发展，提高生活质量。

## 口服降糖药到底什么时候服用效果最佳？ 文/王静

两周前，王奶奶刚刚被诊断为糖尿病，主要症状是餐后血糖升高。医生开了降糖药，让王奶奶回家口服。然而，十几天过去了，王奶奶的血糖依然坚挺。

医生经过询问，才发现王奶奶并没有遵医嘱将降糖药与第一口主食嚼服，而是放在了饭后半小时服用。原来王奶奶总认为空腹吃药伤胃，因此自行调整了服药方法，导致了药物疗效欠佳。

那么问题来了，这么多种口服降糖药，到底是空腹服用、饭前30分钟服用、吃饭时服用还是饭后服用呢？其实，不同药物的服用时间是不同的，如果不按照要求服用，就达不到降糖的效果，甚至还会引起血糖的波动，导致事倍功半的效果。

咱们现在按服药时间来分别介绍。

空腹服用的降糖药：胰岛素增敏剂类。由于此类降糖药物作用时间较长，一次服药，降糖作用可以维持24小时，因此每日仅需服药一次，建议患者每天早餐前服用效果更好。如罗格列酮、吡格列酮等。

饭前30分钟服用的降糖药：磺脲类。它的主要作用是促进胰岛β细胞分泌胰岛素而降低血糖，当食物中的糖被分解吸收时，这类降糖药正好发挥作用。如格列苯脲、格列齐特、格列吡嗪、格列喹酮、格列美脲等。

饭前即刻服用的药：格列奈类。它的主要作用是刺激胰岛素的早期分泌而降低餐后血糖，有吸收快、起效快和作用时间短的特点，即便吃饭时忘了服药，餐后立即补服也能起到很好的降糖效果。如瑞格列奈、那格列奈、米格列奈钙片等。

吃饭时服用的药：α-糖苷酶抑制剂。此类药物可延迟小肠内的葡萄糖吸收，使饭后血糖水平下降，该药与第一口主食嚼服效果最好，如在饭后或者饭前过早服用，效果就要大打折扣，这也是王奶奶为什么吃了一周的降糖药，血糖仍然很高的原因。如阿卡波糖、伏格列波糖等。

饭后服的药：二甲双胍要在饭后服用，它主要是通过增强肌肉、脂肪等外周组织对葡萄糖的摄取和利用，而起到降低血糖的作用，由于此药对胃肠道有些刺激，故建议在饭后服用。

不受进餐时间影响的药物：二肽基肽酶Ⅳ（DPP-4）抑制剂。此类药物的作用主要是通过抑制二肽基肽酶Ⅳ的活性，减少胰高血糖素样肽1（GLP-1）在体内的失活，胰高血糖素样肽1以葡萄糖浓度依赖的方式促进胰岛素分泌，所以不受进餐时间的影响。如西格列汀、沙格列汀、维格列汀、利格列汀、阿格列汀等。

糖尿病是一种慢性疾病，除了坚持饮食、运动外，药物治疗更是非常重要的环节。现在的降糖新药层出不穷，糖友们更是要与时俱进，经常学习一些科普知识，了解自己服用药物的作用，知道怎样服用才能达到最好的降糖效果，严格按时服药、定期监测、综合达标，才能远离糖尿病并发症。

## 没有最好只有更适合！糖友选择降糖药的八大原则

文/湛旭迪

"医生，请您给我开最好的降糖药。"很多糖尿病患者去医院都会向医生提出这样的要求。

常用西药降糖药就有磺脲类、非磺脲类、双胍类、糖苷酶抑制剂、噻唑烷二酮类、二肽基肽酶Ⅳ（DPP-4）抑制剂、钠-葡萄糖协同转运蛋白2（SGLT-2）抑制剂等多种类别。更不要说除了西药，还有中药、进口药、国产药、长效药、短效药等类别。面对种类如此繁多的降糖药，糖尿病患者不禁会问："哪种降糖药是最好的？"

其实，适合自己的降糖药就是最好的；糖尿病是一种慢性、进展性、终生性疾病，需要长期使用降糖药物治疗。各种口服药病理机制和作用环节不同，降糖强弱不同，副作用也有不同。那么，我们如何选择适合自己的降糖药呢？

### 根据糖尿病类型选药

1型糖尿病患者必须使用胰岛素治疗。2型糖尿病患者一般选用口服降糖药治疗，但在下列情况下需用胰岛素治疗：（1）饮食、运动及口服降糖药效果不好；（2）出现严重急、慢性并发症（如酮症酸中毒、糖尿病视网膜病变、尿毒症等）；（3）处于急性应激状态

（如严重感染、大型创伤及手术、急性心梗、脑卒中等）；（4）围、孕产期。

### 根据糖尿病自然病程选药

在2型糖尿病早期，胰岛素抵抗伴代偿性的胰岛素水平升高，首先应该考虑选择改善胰岛素抵抗和（或）延缓葡萄糖吸收的药物。随着病情进一步发展，患者胰岛素分泌功能逐渐衰退，此时需再加用促进胰岛素分泌的药物。

### 根据体型选药

理想体重（公斤）=身高（厘米）－105。如果实际体重超过理想体重10%，则可认为体型偏胖，首选双胍类或α-糖苷酶抑制剂，因为这类药物有胃肠道反应和体重下降的副作用，对于超重或肥胖患者来说，正好化害为利。如果实际体重低于理想体重10%，则认为体型偏瘦，应该优先使用胰岛素促分泌剂（包括磺脲类和苯甲酸衍生物），因为该类药物有致体重增加的副作用，对于消瘦者，正好一举两得。

### 根据高血糖类型特点选药

如果空腹血糖不高，只是餐后血糖高，则首选α-糖苷酶抑制剂（如拜唐苹）或苯甲酸衍生物（如诺和龙）；如果空腹和餐后血糖都高，治疗开始即可联合两种作用机制不同的口服药物，如"磺脲类加双胍类"或者"磺脲类加噻唑烷二酮类"。另外，对于初治时空腹血糖＞13.9mmol/L的患者，可给予短期胰岛素强化治疗，消除葡萄糖毒性作用后再改用口服药。

### 根据有无合并症选药

如果患者有肥胖、高血压、高血脂、冠心病等疾病，首先考虑使用双胍类、α-糖苷酶抑制剂和二肽基肽酶Ⅳ（DPP-4）抑制剂，这些药物既可降低血糖，又能改善心血管病的危险因素；如果患者有胃肠道疾病，最好不要使用双胍类和α-糖苷酶抑制剂；如果患者有慢性支气管炎、肺气肿等缺氧性疾病，禁用双胍类药物，以免引起酸中毒；如果患者有严重心脏病、肝病、骨质疏松，谨慎用噻唑烷二酮类；如果患者有轻度肾功能不全，最好选用主要经胆道排泄的降糖药如糖适平、诺和龙；如有严重的心肺肝肾等全身性疾病，则最好使用胰岛素。

### 根据年龄选药

由于老年患者对低血糖的耐受能力差，因此，不宜选用长效、作用强的降糖药物，而应选择服用方便、降糖效果温和的短效降糖药物（如诺和龙、糖适平、拜糖平），且用药量一般比中青年人少，老年人不必急于把血糖降得过低，血糖控制目标也应适当放宽，避免低血糖带来的风险。儿童1型糖尿病主要用胰岛素治疗；二甲双胍是目前唯一被美国食品与药品管理局批准用于儿童2型糖尿病治疗的口服降糖药。

### 根据生活是否规律、依从性、性价比方面选药

选药时要充分考虑到患者服药的依从性，对于经常出差，进餐不规律的患者，选择每天只需服用一次的药物（如格列美脲、二肽基肽酶Ⅳ抑制剂等）更为方便适合；对于经济条件不好的患者，还要考虑价格因素，以确保患者能够维持长期治疗。

### 中药是否可替代西药降糖

各种中药制剂疗效不定，品种多，对于改善症状有一定功效，但

降糖药只能作为辅助用药治疗；如单一用药，只适合病情轻，血糖较稳定的糖友；降糖作用强的中药，往往含有西药优降糖成分，易发生低血糖风险，需谨慎使用。

总之，降糖治疗一定要遵循个体化，从来没有最好的药，只有最适合患者的药。另外绝不能轻率地认为只有"贵的""进口的"才是好的。使用降糖药，除了熟练掌握药物的使用方法和注意事项以外，更重要的是要遵医嘱，按时按量用药，不要随意减药换药，应及时复查，多和医生沟通。另外，除了用好药，生活方式的调整也是很重要的。管住嘴、迈开腿、控体重、禁烟酒，注意这些生活细节，才可以更好地控制血糖，预防并发症，达到延年益寿的目的。

## 你了解"战胜糖尿病的利器"——胰岛素吗？

文/郑迩遐

对于糖尿病患者们来说，"胰岛素"这个词儿一定不陌生。在和大家聊胰岛素之前，先分享两个患者的真实故事。

患者老刘，20年糖龄的2型糖尿病患者。早在10年前，口服降糖药血糖就控制不好，糖化血红蛋白一直在9%左右，并且还出现了尿蛋白。医生建议他使用胰岛素治疗，但他却一直拒绝，一是怕疼，二是嫌麻烦，三是觉得胰岛素属于特别严重的糖尿病才使用的"终极武器"，害怕成瘾。结果3年前，因为糖尿病并发症尿毒症开始透析了，最后不得不使用胰岛素控制血糖。

患者小李，刚查出来的2型糖尿病患者，糖化血红蛋白7%。他体型肥胖、事业有成。就诊时，医生开出了二甲双胍让他口服，但他一是觉得口服药物伤肝肾，二是胰岛素是治疗糖尿病的"先进武器"，非要给自己注射"时髦"的胰岛素，不吃任何口服药。结果越来越胖，血糖也没有得到控制。

从这两位患者的经历可以看到，目前人们关于糖尿病的胰岛素治疗，出现了两种极端——有些该用的患者谈之色变，而一些不该用的患者却趋之若鹜。

关于胰岛素，糖友们一定还有很多疑问：比如说打胰岛素会不会上瘾？打胰岛素是不是很痛？打胰岛素是不是容易发生低血糖？胰岛素治疗费用是不是很高？别着急，我们先从最简单的问题说起。

## 什么是胰岛素？

胰岛素是由胰岛 β 细胞分泌的一种蛋白质激素，是机体内唯一一种降血糖的激素，同时促进糖原、脂肪、蛋白质合成。

正常人胰岛素的生理分泌分为两个部分，基础状态分泌和餐时爆发分泌。基础状态的胰岛素全天持续分泌，餐时爆发分泌在每次进餐后出现一个高峰，一个正常人每天的胰岛素分泌量共计50单位左右。

外源性胰岛素主要用来糖尿病治疗。对1型糖友来说，由于胰岛素绝对缺乏，必须采用外源性的胰岛素治疗来控制高血糖。对2型糖友来说，由于内源性胰岛素分泌不断减少，胰岛素治疗可以更有效控制高血糖，早期应用胰岛素治疗则可以改善胰岛的 β 细胞功能。

胰岛素按照来源和化学结构可分为：动物胰岛素、人胰岛素、胰岛素类似物。常见的人胰岛素如诺和灵、甘舒霖、优泌林系列，胰岛素类似物如诺和锐、诺和平、来得时、长秀霖等。

按作用时间快慢可分为：速效胰岛素类似物、短效胰岛素、中效胰岛素、长效胰岛素（包括长效胰岛素类似物）和预混胰岛素（预混胰岛素类似物），常见速效胰岛素类似物如诺和锐，短效胰岛素如诺和灵R、甘舒霖R，中效胰岛素如诺和灵N、甘舒霖N，长效胰岛素类似物如来得时。

## 胰岛素认识有哪些误区？

误区一：口服降糖药比胰岛素好

糖尿病是慢性疾病，必须长期使用药物，而胰岛素虽然无肝肾毒性，但必须每天扎针，甚至每天要扎几针，新的糖尿病患者往往不容易接受这种痛苦，以至于无法坚持规范使用胰岛素，这将直接影响患者的血糖控制效果。而口服药物价格相对便宜，相对于每天注射胰岛素来讲，更容易让新患者接受，从而能够更好地在长期治疗中坚持。糖尿病患者判断用药方案的好与坏，只有一个标准，那就是血糖控制是否稳定。无论是口服药物还是胰岛素，究竟哪种方案好，是一个相对的概念，而不是绝对的概念。没有最好，只有最适合。

误区二：是否所有的糖尿病患者都要打胰岛素？

不是所有类型糖尿病患者都要用胰岛素！

那么，哪些情况下需要使用胰岛素？主要有以下几种情况：

所有1型糖尿病、妊娠糖尿病、继发性糖尿病患者均应使用胰岛素治疗，还有难以分型的消瘦糖尿病患者。

初次诊断糖尿病，血糖过高的糖友。如空腹血糖＞11mmol/L，糖化血红蛋白＞9%。

口服两种或两种以上较大剂量降糖药物，但血糖扔控制不达标（糖化血红蛋白＞7%）的糖友。

合并急性并发症的糖友：如高渗性高血糖状态、乳酸酸中毒、糖尿病酮症酸中毒、反复出现的酮症。

应激状态：严重的感染、创伤、手术、急性心肌梗死、脑血管意外等。

肝肾功能不全的糖友。

当然，您需不需要胰岛素治疗，医生会根据您的实际病情来制定合理的治疗方案。

误区三：打胰岛素会上瘾?

咱们使用外源性胰岛素只是"缺啥补啥"，无成瘾性。

胰岛素是一种人体自身产生的蛋白质激素，是身体不能缺少的，在患病情况下体内绝对或者相对缺乏胰岛素时，必须补充。或者说，胰岛素就不是"药"，而是身体自然物质，所以不用管什么"是药三分毒"的说法。胰岛素更不是毒品，不会出现成瘾性，停用后不会出现戒断现象。患者在使用胰岛素一段时间后，由于外源性胰岛素的补充，使胰岛 β 细胞得到了休息，又同时解除了高葡萄糖对胰岛 β 细胞的毒性作用，病情得到控制。少部分患者可以在停用胰岛素后，通过单纯饮食、运动结合口服药物治疗达到控制血糖的目的。而大部分患者则可以调整为较少的胰岛素剂量（如每日两次的优化治疗方案）以达到延缓胰岛 β 细胞功能衰竭，防止或减缓并发症的发生和发展，真正改善自己的生活质量。

误区四：打胰岛素很痛？

其实您大可不必担心，打胰岛素比测血糖的疼痛感轻多了。目前咱们胰岛素的注射针头又短又细，最短4mm，和头发丝一样细，而且表面涂有一层润滑油，减少了注射的阻力，只要您规范注射，基本上没有疼痛的感觉。

误区五：打胰岛素是不是容易发生低血糖？

严格掌握胰岛素的使用方法低血糖是完全可以避免的。

胰岛素使用虽然非常安全，但是由于对使用技术要求相对较高，所以仍会有少部分患者由于使用不当、进餐不合理、运动过度未调整剂量、空腹饮酒等情况而出现低血糖。

如出现虚汗、无力、心悸、饥饿感、烦躁症状时，要考虑到低血糖的可能，这时有条件的患者应该用血糖仪等测血糖加以证实，血糖＜3.9mmol/L为低血糖，应立即进食方糖、果汁、巧克力等食物。然而很多人血糖尚在正常范围即已经有低血糖症状（症状性低血糖），如果考虑血糖还有继续降低的可能时也可以立即进食含糖食物，如面包、饼干等缓解低血糖症状。

误区六：胰岛素是最后一招，越晚用越好？

很多人都认为胰岛素是"黔驴技穷"的最后一招，不到万不得已不要用。实际上这是错误的。在糖尿病治疗中应听从医生的建议，根据病情需要使用胰岛素。使用胰岛素一方面可以使血糖控制及早达标、减少远期并发症，还有助于保护残余的胰岛β细胞功能，从而延缓糖尿病的发展进程。

误区七：胰岛素治疗费用是不是很高？

实际上，我国城市2型糖尿病患者每年的医疗费用80%用在了并发症的治疗上面。而适时合理地使用胰岛素，可以大大延缓并发症的到来，节约未来的医疗费用。至于使用胰岛素的费用，具体要看使用多少剂量，使用哪种牌子的。现在市场上有很多胰岛素，国产、外国的都有。国产的和人胰岛素一般相对便宜些。胰岛素类似物稍微贵点。如果以国产的为例，一个人大约一天30~40u（混悬胰岛素），加上针头和消毒酒精，大约10元人民币/天左右。

误区八：胰岛素可以口服

因为胰岛素是一种蛋白质分子，在消化道中就像我们所吃的食物一样很快被降解破坏，而不能被吸收进入血液起效。所以只能采用直接注射的方式来补充胰岛素。虽然现在有报告国外正在研制口服胰岛素，但要真正成功投入临床使用，还有很长一段路。

误区九：用上胰岛素，就不用再吃口服药了？

有些患者觉得，我都已经用上最好的胰岛素来降糖了，再加用口服药岂不是多此一举？答案其实不然。

胰岛素单独使用时，你会发现它的用量会越来越大，感觉就像"耐药"了一样，实际上这是因为2型糖尿病患者存在胰岛素抵抗，也就是说，胰岛素的作用减弱了。

打胰岛素后一般体重会有增加，而肥胖会加重胰岛素抵抗；并且单纯使用胰岛素可能促进升糖激素分泌增加来削弱胰岛素的作用，因此你会觉得胰岛素越来越不管用了。

大剂量的胰岛素注射还要考虑低血糖风险增加；胰岛素促进水钠储留引起水肿、升高血压、增加心脏负担；胰岛素促细胞增殖作用可能增加肿瘤风险等等。因此在使用胰岛素的情况下，联合一些机制互补的口服药物，如双胍类或者糖苷酶抑制剂类，这样既能改善胰岛素抵抗、减少胰岛素的剂量，还能减少低血糖风险、改善血糖的稳定性，体重也能得到控制。

误区十：是不是用上胰岛素就万事大吉了呢？

还有些患者觉得，用上胰岛素就像进了保险箱一样，糖尿病的问题就一劳永逸了。这种想法是错误的。

胰岛素虽然是控制血糖的"良药"，但饮食运动、生活方式的改变永远是治疗糖尿病的基石，并且还应配合糖尿病的知识教育、自我监测、心理健康、药物、合理营养其他"几驾马车"。在控制血糖达标之外，还要保证血脂、血压和体重指标都在正常的范围内，才能避免糖尿病急、慢性并发症的发生和发展。

总的来说，对于胰岛素绝对缺乏的1型糖尿病患者来说，"没有胰岛素是万万不能的"；而对于同时存在胰岛素抵抗和分泌异常的2型糖尿病患者来说，"胰岛素却不是万能的"。

### 胰岛素的使用上有哪些误区？

有了以上这些认识之后，在胰岛素的注射和使用方面又有哪些误区？

误区一：注射部位跟着感觉走

人体适合注射胰岛素的部位是腹部、手臂前外侧、大腿前外侧和臀部外上1/4。主要是因为这些部位下面都有一层可吸收胰岛素的皮下脂肪组织，而且没有较多的神经分布，注射时不舒适的感觉相对较少。不同注射部位对胰岛素吸收速度不同，其中腹部最快，臀部最慢。

腹部是胰岛素注射优先选择的部位，腹部的胰岛素吸收率达到100%，吸收速度较快且皮下组织较肥厚，能减少注射至肌肉层的风险，最容易进行自我注射。

手臂的皮下层较薄，注射时必须捏起皮肤注射，因此不方便自我注射，可由他人协助注射。手臂皮下组织的胰岛素吸收率为85%，吸收速度较快。

大腿较适合进行自我注射，皮下层很薄，要捏起皮肤注射，皮下组织的胰岛素吸收率为70%，吸收速度慢。注意大腿内侧有较多的血管和神经分布，不适宜注射。

臀部皮下层最厚，注射时可不捏起皮肤。由于臀部的胰岛素吸收率低、吸收速度慢，较少使用，可注射中长效胰岛素。

注射部位参与运动时会加快胰岛素的作用，打球或跑步前不应在手臂和大腿注射，以免过快吸收引起低血糖。腹部注射一般不受四肢运动影响。

误区二：注射部位不轮换

胰岛素注射需要轮换，否则容易引起皮下脂肪组织增生和硬结影响吸收。部位轮换可以遵循以下一些方法：

不同注射部位间的轮换：为确保胰岛素吸收速度、吸收率的一致性，降低血糖的波动切勿将每天注射的区域和时间混淆，比如：白天餐前短效胰岛素或胰岛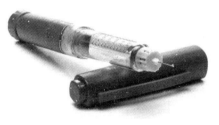素类似物选择腹部，睡前注射的中长效胰岛选择大腿或臀部。

部位对称轮换：可以左边一周，右边一周或者一次左边，一次右边轮换注射。

应从上次的注射点移开约至少1cm的距离进行下一次注射，尽量避免在一个月内重复使用同一个注射点。

误区三：注射手法不得要领

正确的胰岛素注射应是皮下注射。应根据不同的胰岛素注射针头长度、注射部位、局部脂肪的厚度，采取不同的注射手法。

在清洁双手、消毒皮肤后，轻捏皮肤，以45°～90°角刺入，目前主张的注射方法为针与皮肤呈90°角刺入，较瘦患者或儿童患者可适量减少注射角度。

注射太深至肌肉层的危害：加快胰岛素的吸收速度，导致血糖波动大，还会增加疼痛感。

注射太浅至表皮层的危害：可能导致注射部位胰岛素渗出、疼痛、无菌脓肿及增强胰岛素免疫反应。

那么如何判断是否注射在皮下呢：一个是疼痛感较少，即使是轻轻摆动针管，一个是拔针后渗血较少。

误区四：针头重复使用

胰岛素注射笔因操作容易、剂量准确、携带方便，应用越来越普遍，极大方便了糖尿病患者。但是胰岛素笔针头由于价格较高，未纳入医疗保险报销范围，目前普遍存在重复使用问题，令人担忧。胰岛素笔针头重复使用的危害包括：

针头折断：为了减轻注射时的疼痛，胰岛素笔针头非常细，并且是按照一次性使用标准生产的，重复使用容易导致针头折断在体内，折断的针头会在体内游走，不易取出，威胁患者健康。

针头堵塞：使用过的针头针管内会有残留的胰岛素结晶，反复使用会堵塞针头，影响下一次注射。

注射疼痛：在显微镜下，我们可以明显观察到，重复使用会使针尖出现毛刺、弯曲和倒钩，这会导致注射部位出血、擦伤，还会加剧疼痛感。

导致皮下组织增生或形成硬结：重复使用变形的针头会造成皮下组织的微型创伤，时间长了会导致皮下脂肪硬结的产生。硬结会导致胰岛素的吸收率下降、吸收时间延长，控制血糖的难度也会加大。

注射部位感染：重复使用后，空气中和针尖上的细菌可通过针管进入笔芯，既污染了药液，也增加了局部感染的风险。

影响胰岛素的浓度和注射剂量：如果注射后不卸下针头，当患者将注射笔从凉爽的地方带到温暖的地方（比如夏季出门，或冬天时进入有暖气的大楼），笔芯里的胰岛素会膨胀从针头溢出，导致混合胰岛素的浓度改变。反之，当患者将注射笔从温暖的地方带到凉爽的地方，胰岛素体积收缩使空气进入笔芯产生气泡，使注射时间延长，可能导致注射后漏液，影响了注射剂量的准确性。

因此，为了您的身体健康，请勿重复使用胰岛素笔针头。此外，胰岛素笔针头丢弃前应将针头盖上针帽或放于加盖的硬塑料或金属容器中，标明"不可回收"，防止利器被混入生活垃圾，增加他人扎伤和感染的危险。

误区五：用碘伏消毒注射部位的皮肤

对局部皮肤应用酒精进行消毒，注意不能用碘型的消毒剂，因为胰岛素中的氨基酸遇到碘后，会发生变性，从而影响胰岛素的剂量和效果。

误区六：注射后马上拔针

在注射后，针头应留在皮下十秒钟以上，继续按住推键，直至针头完全拔出，这样可以确保正确的剂量注入，并且阻止身体内的血液或其他液体流入针头或胰岛素笔芯内。

误区七：混浊的中效或预混胰岛素未摇匀直接注射

对于透明的速效、短效、长效胰岛素不用摇匀。对于混浊的预混或中效胰岛素则需在注射前摇匀，通过肘关节和前臂上下翻动10余次，直至胰岛素转变成均匀一致的云雾状白色液体后方可注射。

误区八：胰岛素一定要放在冰箱里储存

未开封的胰岛素：可放在冰箱冷藏，温度在2~8℃。初次使用之前需在室温回温后使用。可保存直到包装盒上打印的保存期限为止。

开封使用的胰岛素：不需冷藏，保存在室温（25℃以下），避免日晒，开封后4~6周用完即可。

乘飞机时，请随身携带，不要放入行李中托运。离开车辆时，应随身携带，避免留在车中。避免剧烈震荡。在室外温度过高或过低时，外出建议使用保温袋。

对于胰岛素，我们既不能避如蛇蝎，也不能奉若神明，只要正确认知、适时起始、合理使用，我们就一定能掌握好胰岛素这把双刃剑，让它成为战胜糖尿病的利器。

## 胰岛素注射有讲究

文/王静

李奶奶今年78岁，注射胰岛素8年多。最近发现自己腹部出现小肿包来医院就诊，检查后诊断为"皮下脂肪增生"。经过询问后，医生发现李奶奶每天打针都打在肚子上，针头也是打完一支药换一个针头，正是这种错误的注射方法才造成李奶奶腹部出现脂肪增生。

目前胰岛素注射是糖友们使用胰岛素治疗的重要环节，全球范围内不规范注射现象普遍存在，而我国的糖尿病患者的注射现状更是不容乐观。在门诊，我发现许多糖友们注射胰岛素时都会出现许多问题，包括注射部位轮换不规范、注射笔用针头的重复使用，注射时手法错误等等。

胰岛素只能注射在肚子上吗？注射胰岛素的正确操作是怎样的呢？有什么注意事项呢？看完这篇文章，您就能掌握这些知识点和技巧啦！

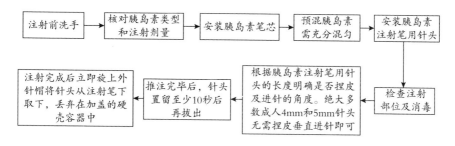

**胰岛素的注射步骤**

### 胰岛素注射部位的选择

注射部位可供选择的有：上臂、大腿、腹部、臀部。

腹部：耻骨联合以上约1cm，最低肋缘以下约1cm，脐周2.5cm以外的双侧腹部。

上臂：上臂外侧的中1/3（需要捏皮及家人协助注射）。

大腿：双侧大腿前外侧的上1/3，避开腹股沟与内侧。

臀部：双侧臀部外上侧。

以上注射部位对胰岛素的吸收速度由快至慢静止状态时依次为：腹部→上臂→大腿→臀部。但运动状态时和大腿和上臂部位吸收较快，所以在运动前不要注射这些部位，否则在运动时容易发生低血糖。

注射部位的轮换：

将注射部位分为四个等分区域（大腿或臀部可等分为两个等分区域）每周使用一个等分区域并始终按顺时针方向轮换。

在任何一个等分区域注射时，连续两次注射应间隔至少1厘米进行系统性轮换，以避免重复组织损伤。

### 胰岛素注射时的注意事项

（1）未开瓶的胰岛素在冰箱内（2℃~8℃）保存有效期之内。

（2）开瓶的胰岛素在室温下（≤25℃）保存28天。

（3）胰岛素避免过冷或过热，避免剧烈震荡。

（4）胰岛素成雾样、变稠、变色或结晶均不可使用。

（5）若混合使用两种剂型（短效胰岛素与中效、或中长效胰岛素混合）特别需要注意抽取顺序，应该先抽取澄明的短效胰岛素，然后再抽取中效或者长效胰岛素，使用混悬胰岛素之前混匀后再用。

（6）捏皮方法

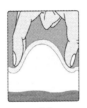 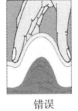

正确　　　　　　　错误

（7）进针角度

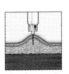 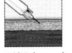

捏皮 90°角　　不捏皮 45°角

捏皮后90°角进针或者不捏皮45°角进针，都是为了增加皮下组织的厚度，从而降低注入肌肉层的危险。

（8）注射前：①备好注射用物；②检查药品是否合格；③提前30分钟取出冰箱内的胰岛素，以防注射时感到疼痛；④选择好注射部位。

（9）注射后：①记好注射时间，立即或30分钟之内进食；②运动时间不易过长；③睡前或外出时，备好糖块、饼干等食物，预防低血糖发生；④经常出现低血糖症状时，及时到医院就诊。

（10）无论患者年龄、性别或BMI指数，均推荐患者使用4mm的针头垂直注射（与皮肤呈90°角），对于采用针头长度大于4mm或者使用注射器的患者，当患者皮肤至肌肉层的距离小于针头长度时，推荐患者采用捏皮技术，且针头要一次性使用，使用后的针头应当丢弃在锐器处置容器内。

（11）所有患者在每次常规随访时，均应接受注射部位的检查。

### 胰岛素注射避免疼痛的技巧

从冰箱内取出的胰岛素要放在室温内复温，注射前检查笔芯内无气泡，注射时待酒精挥发后放松肌肉再注射，避免在皮肤感染、硬结或体毛根部处注射，进针和拔针的速度要快且方向相同，针头要一次性使用。

# "恐针症"糖友们的福音！无针胰岛素注射器全揭秘

文/王君汉

自从1922年胰岛素被应用于临床以来，如何把这种几乎没有副作用的药物使用于人体，一直是科学家钻研的目标。到目前为止，最常见的胰岛素利用方式仍旧是皮下注射。

既然有"注射"二字，就表示它是一个"技术活"。早期注射胰岛素必须是在医院里，由医护人员用注射器抽取后注射在糖尿病患者身上。后来出现了胰岛素笔，再到最新型的无针注射器。

"无针"二字一出，很是让人激动，不用被针扎是一种多么好的使用体验。但是有人质疑："无针"就代表"无痛"吗？无针怎么完成注射呢？胰岛素能够很好地吸收吗？别着急，我们看看无针注射到底是怎么一回事。

### 无针注射原理

无针注射器是利用压力源（弹簧机械动力、$CO_2$气体动力和电动力）形成一个对准皮肤喷射的水柱，以"液体针"的形式高速穿过表皮细胞，到达皮层下完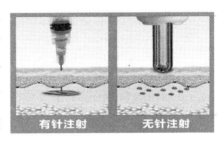成注射。这种射流极快（150～200m/s），且安瓿前端微孔只有0.17毫米，药液微细，一般来说对神经末梢刺激微小，故刺痛感也应在低值。

### 胰岛素吸收速度

相比较针头注射在皮下的胰岛素，无针胰岛素注射器在皮下形成的药液"团"更分散，弥散度更高，也就更利于吸收。

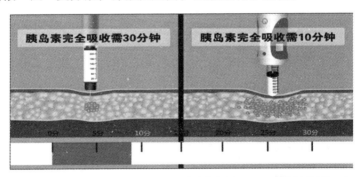

胰岛素进入体内后，在皮下形成一个直径约为5毫米的不规则水滴，胰岛素从六聚体分解单体，最终，被皮下注射部位周围有限的毛细血管所吸收的完成时间约为30分钟。

胰岛素进入体内后，皮下药液会在注射的一瞬间弥散，沿着机体的缝隙均匀分布，胰岛素从六聚体分解单体，最终，被皮下注射部位周围有限的毛细血管所吸收的完成时间约为10分钟。

### 药物利用率

国内外对于有针及无针注射速效、短效、中效胰岛素的对照研究有很多，在这里我们选取了其中三个研究的结论来分享。

研究结论一：采用无针喷射注射器、皮下注射外源性胰岛素的给药方法和采用带针注射器、皮下注射外源性胰岛素的给药方法，在胰岛素的药代动力学特性和葡萄糖动力学特性上，并无很大差异。无针喷射注射速效和短效胰岛素后的降糖作用较采用带针注射器注射组快，而两组间其他相关参数值基本相同。无针喷射注射器的这种特点，可能有助于提高患者的依从性，从而更好地控制血糖。

研究结论二：无针注射器注射后的胰岛素血浆浓度达峰时间仅仅是有针注射器的一半，这是通过27个使用无针注射器和32个使用有针注射器的患者检查结果对比出来的。这说明应用无针注射器给糖尿病患者注射胰岛素比传统有针的注射器注射后起效时间更快，血浆峰值相对延长较少。

第三个关于无针胰岛素注射器临床应用的研究由北京医院及北京协和医院进行，其结论表示：（1）无针注射器注射速效胰岛素类似物较有针胰岛素笔胰岛素吸收加快，改善餐后1h内的血糖，减少餐后血糖波动；（2）经无针注射器注射短效胰岛素后较有针胰岛素笔胰岛素吸收加快，改善餐后1h内的血糖，减少餐后血糖波动；（3）总胰岛素曲线下面积两组之间不存在统计学差异；（4）糖尿病病程长、胰岛素功能差、血糖控制欠佳和超重或肥胖的糖尿病患者中，无针注射器减少餐后血糖波动的作用优于有针胰岛素笔注射；（5）无针注射器使用可能更有利于餐后血糖的改善。

总结一下：无针注射可以使外源胰岛素吸收更快，起效时间更短，使其更接近内源性胰岛素，但仍旧距离人体本身的胰岛素分泌有一定距离。不过使用无针注射可能（重点）有利于餐后血糖的改善。

当然，这种优势也有特例，对于进食延迟的患者，如果选择无针注射器，那么选择哪种胰岛素且于何时进行注射则需要尤为注意。

## 无针注射的操作方式

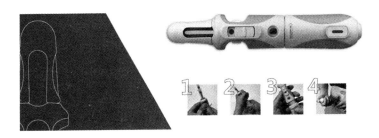

将注射器放入复位器中，确定安全锁处于"LOCK"位置。关上复位器，给注射器加压。打开复位器，取出加压后的注射器。抽取安瓿中的药液，随后将注射器垂直置于注射部位呈90°角，紧压皮肤，以安瓿顶端完全陷入皮肤为准。扳动扳机，注射完成后，将注射器稳定地保持于注射位置2秒后取下。

## 无针注射的优势

### 1.痛感降低

下图所示为有针注射器会导致疼痛感的原因，换言之，无针注射器在以上方面有绝对的优势，这是"恐针症"患者的福音。但是，这不代表无针注射时完全没有痛感，大部分使用者指出，其注射时痛感与针头初次注射时相当，且与注射部位有关，腹部注射时基本无痛，选择其他部位或同一"无针"注射部位不进行轮换的话，则有可能出现红斑或青紫。

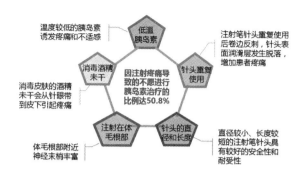

2.皮下脂肪增生及硬结的产生减少

有观察性研究发现，与皮下脂肪营养障碍发生的相关因素包括：重复使用针头；使用纯度不高的胰岛素制剂；未轮换注射部位、反复多次注射同一部位；注射部位选择区域较小。

长期使用胰岛素注射器或胰岛素笔的患者，最终都会得到它的附属品"大肚腩"，这是皮下脂肪增生所引起的，而皮下硬结则更为常见。除非我们可以做到每次注射都更换针头，且选择注射位置合理轮换。在此方面无针注射器的优势极大。不会出现硬结和增生，也便意味着吸收更为彻底。但中国糖尿病注射指南也明确指出，身材瘦弱的患者在注射后可能会出现皮肤青紫。

## 无针注射的劣势

1.价格过高

市场上可以买到的无针胰岛素注射器分为两种，进口款（德国产）价格在5000元以上，国产款则在4000元左右，不包括后续耗材。

2.耗材消耗较大

耗材主要在安瓿瓶和转接头。安瓿瓶就像一个没有针头的针筒，德国款注射瓶使用顺利可以重复用4～5次，使用不好则1～2次就要更换。而国产款的注射瓶容量会大一些，但也只是一天或两三天的剂量。转接头虽然不是一次性的，但是只能用于一瓶，即一个胰岛素笔芯用完后就需要更换一个转接头，否则会引起细菌感染。

**3.使用不便**

无针注射器一般外形粗大，较为笨重，外出携带不方便。

古人云：工欲善其事，必先利其器。但是再好的工具也需要正确的应用，在正确的方法下，多进行操作，考察适合自己的方式，那么无论是哪一种工具都是适合你的。

# 中医药降糖靠谱吗？糖友们要有正确认识

文/陈小松

中医中药辨证论治，因人而宜，且一般副作用较小，因此许多中老年糖友更钟爱中医中药，期望中医中药能在治疗糖尿病中出现奇迹。

中医中药能降糖么？能够创造老年糖友希望的奇迹么？正确认识这个问题十分重要，有专家甚至把它做为衡量糖尿病知识教育效果的标志之一。

中医中药是五千年中华文明史宝库中一颗灿烂的明珠，也为世界医学做出了宝贵的贡献。早在公元前1122年至公元前770年的殷墟甲骨文就记载了"尿病"，我国历代医学典籍对消渴症的症状、病因、治疗、并发症等均有丰富的论证，这些论述比国外类似的记载至少要早数百年。但是中医检测手段、中药加工提纯的局限性和循证医学证据不足等，决定了中医中药至今在降糖方面没有实质性的突破。

著名教授许曼音主编的《糖尿病学》第三十五章论及"中医中药治疗糖尿病"的问题时指出"中医中药治疗糖尿病，首先考虑的是降血糖。早在20世纪30年代我国学者即对一些传统中草药进行降血糖作用的实验研究。……但是所得结果并不十分满意。"目前国内专家公认至今没发现任何中草药有直接的降糖效果，或者说降糖效果不明显、不稳定，中药降糖机理也有待进一步研究，因此2010年版的《中国2型糖尿病防治指南》没有将中医中药列入糖尿病的规范化治疗。

中医中药从整体出发辨证论治，能调整机体的内在平衡，改善阴虚火旺的症状，因此中西医结合治疗糖尿病时表现了中药对西药有协同作用。如中国、法国曾合作用养阴清热的中药方和格列苯脲（优降糖）做降糖对照研究，研究结果认为单用中药方的降糖效果不明显，但与格列苯脲合用则降糖效果超过格列苯脲组。同时，中医中药对延缓衰老有其独特的作用，这是中医之所长。而糖尿病慢性并发症的发病机制往往与衰老的机制有关，因此中医中药在中西医结合防治糖尿病慢性并发症中将大有作为。糖尿病方面的一些科普杂志在这方面时有介绍，但糖友们对杂志介绍的中药处方只能借鉴参考，不能照搬照抄，因为根据糖尿病治疗的个性化原则和中医中药的因人而宜的原则，要结合自己的具体病情，请中医大夫调整处方。

根据药品管理法规，中成药添加降糖西药必须明示。如某药业公司生产的"消渴丸"就在说明书和广告中标明了"平均每丸含格列苯脲0.25mg"的字样。那些名为"纯中药"制剂却偷偷加上降糖西药的中成药是应予以严厉制裁的假冒伪劣药品。广大中老年糖友要充分认识到凡是声称能"治愈糖尿病"的药物、保健品或食品都是骗人的，应保持清醒的头脑，擦亮眼睛，谨防上当。

中医中药发展永无止境，对中医中药防治糖尿病及其他慢性并发症的认识永无止境，随着中医中药研究方法的创新，我们期待着这门古老的科学焕发青春，在防治糖尿病的战役中与西药并驾齐驱，造福全人类。

总之，正确认识中医中药的降糖作用，既有利于中医中药的科学发展，也有利于中老年糖友在纷繁复杂的医药市场中把握方向，找到战胜糖尿病的正确利器。

# "妖化"抑或"神化"？中医药防治糖尿病不要走入误区

文/陈小松

在过去的十几年间，由于国家经济水平的提高，人民的生活水平有了显著的提高，而我国居民糖尿病的患病率也随之上升了数倍。

虽然越来越多的人意识到糖尿病的危害，但是对于非专业人士来说，糖尿病的防治常识经常是片面、易混淆的，在中医药防治糖尿病方面表现得尤为突出。目前中医药防治糖尿病存在哪些误区呢？

## 误区一："妖化"中医药防治糖尿病的作用

有些糖友认为中医药在糖尿病的防治中无任何作用。这种观点和当前"取缔中医"论如出一辙，是妖化中医的表现之一。甚至许多大医院的内科专家，包括"正宗"的中医专家，都无视中医药的临床疗效，认为中药不能降糖，甚至说中医药治疗糖尿病及其并发症没有优势。

针对这一点，糖友应当明白，1型糖尿病的治疗，中医药缺少较大的发挥余地。已经使用了胰岛素的病友，不能用中药替代，不能停用胰岛素或减少胰岛素注射的次数和剂量，以免出现危及生命的酮症酸中毒。

但在2型糖尿病的治疗上以及糖尿病并发症的防治上，中医药有很大的应用空间。

首先，众所周知，血糖控制很关键对糖尿病治疗至关重要，但临床上确有一些病友在血糖控制后，仍存在一些症状；有的病友甚至可出现血糖降低，症状反见增多的情况，如疲乏无力、头晕目眩、汗出过多、心烦失眠、手足心热、肢体麻痛、大便干燥、外阴瘙痒等诸多复杂症状，单纯靠西药有时很难见效。在这种情况下，如能够在中医辨证的指导下，服用中药，往往可在较短的时间内，以较少的花费，迅速缓解这些症状，减轻病友的痛苦，提高病友的生活质量。

其次，中医药具有多方位、多靶点、整体调节优势。就降糖作用而言，中药起效较慢，作用力度也不及西药降糖药。但中药治疗糖尿病，尤其是2型糖尿病，确实可使部分病友血糖稳定，血脂正常，糖化血红蛋白长期维持在正常水平。其作用机制可能与中药改善胰岛素抵抗等有关。因此我们要能够认识到中医药的治疗效果，根据自己的情况选择相应的治疗方法，而不是一味地否定。

## 误区二："神话"中医药防治糖尿病的作用

在这个误区中的糖友，可能会迷信"中药"，认为在糖尿病的治疗上"西医治标，中医治本"，中医可以根治糖尿病，以致于大量的糖尿病患者由于痴迷中医而丧失了最好的糖尿病治疗时机。

另一方面，由于不良商家的存在，糖友并不知道，某些传媒宣传的"不用控制饮食、水果，可根治糖尿病"的所谓"纯中药"，也不过是在优降糖、降糖灵之类的西药中，掺入了少许中药粉末而已。所谓"中医"，也不过是改头换面的庸医，甚至可能是一群江湖游医。因为这种"纯中药"胶囊含有西药，服药后当然会有立竿见影之效，但常常"吃药就有效，停药就反弹"。

有人说：我过去服过西药疗效不好，服用某"中药"后，血糖就下来了。他却不知这种"纯中药"中，掺入的优降糖、降糖灵是西药降糖药中降糖作用较强的一种，而常常被联合应用。这些药副作用较大，价格也便宜，为江湖骗子所常用，应该引起大家的注意。

针对这些情况，在什么情况下使用中药，什么情况下使用西药，什么情况下中西药合用，以及什么情况下停用西药改服中药，我们认为应该由糖尿病专科医生决定。无论使用中药治疗还是西药治疗，血糖控制良好的糖友都应该坚持原有的治疗，并加强对血糖的监测，如血糖出现增高的趋势，应及时找出原因加以纠正。那些原来血糖控制差的病友应及时去医院看病，调整治疗方案，千万不能随便更换药物或者停止治疗。所有治疗糖尿病的药物包括中药都是处方药，没有医生的处方，药店原则上是不会出售的。

## 误区三："商业化"中医药防治糖尿病的作用

糖尿病患者人群巨大，医疗市场需求巨大，许多不良商人不是抱着为人们健康服务的目的，而是抱着"捞钱"的目的骗取患者的血汗钱，今日"基因"疗法刚退场，明日"纯中药"制剂又出现，后日"穴位"治疗糖尿病又等着。

如果我们浏览互联网，就能发现十余个"中医药根治糖尿病"的专业网站。由于对糖尿病相关知识了解不多，想要治愈糖尿病的心情过于迫切，加之传媒上经常可看到"想吃就吃，不需控制饮食、水果，中药可根治糖尿病"之类的不切实际的宣传，所以许多病友对中医药治疗糖尿病抱有过高的期望，在治疗过程中也容易出现治疗不规范的现象。但实际这些治疗既不被西医大夫所接受，也深受中医大夫斥责。

我们还应警惕有些打着中医幌子的"产品"，吹得神乎其神，很多保健品或者某些"药品"声称为纯中药制剂，用后可以停服西药，甚至不必控制饮食，可根治糖尿病，严重危害了病友的健康和生命，破坏了中医的名声，使广大群众对中医治疗糖尿病产生了负面印象。

针对这一情况，我们建议，服用保健品仍应该在血糖控制良好的基础上进行，而不能用保健品代替药物进行所谓的治疗。服用保健品前最好向专科医生咨询，不要购买来历不明、包装欠规范、说明书不清晰的保健品。

只有认识了以上几点误区，才能使中医药在糖尿病及其并发症的防治中发挥科学的作用，使中医药更好地为人民的健康服务。总之，中医治疗糖尿病的临床实践性极强，需要较强的中医背景知识进行指导方能用药，无论您服用的是中药还是西药，都不能随意更改或停止治疗。

## 不必一谈"他汀"就色变

文/郑迤遐

最近，老妈迷上了理疗体验店，每日都要前去报到，做一做免费的理疗，听一听店里老师免费的"洗脑课"。我倒没放在心上：大夫的亲妈还能上当？事实证明，我低估了理疗老师们的煽动力。

某天，老妈极为神秘地和我说："你知道吗？理疗好处可多了，不仅能安眠、通便，还有降压、降糖、降脂的功能。你看我最近不仅便秘解决了，就连皮肤都白嫩细滑了，这都是理疗的功劳啊。理疗老师还说了，千万别吃他汀药物，那药特别伤肝，尤其是像我这种慢性乙肝的人，更要小心。理疗是物理疗法，没有毒副作用，比药物要更有优势，赶明儿我也买一台机器回家，天天做。"

我一听就呵呵了。那么，关于"他汀"，孰是孰非呢？

## 他汀类药物是降脂首选

且不说理疗体验店将理疗的辅助疗法夸大其词，将药物的副作用说的危言耸听，误导消费者；但社会上的确存在很多对他汀类药物的误解，有些人甚至还一谈"他汀"就色变：担心吃药伤肝伤肾；担心胆固醇降低影响正常细胞的新陈代谢；担心引起血糖升高；担心老年痴呆、肿瘤的发病风险上升；担心药物导致肌肉疼痛，最后急性肾功能衰竭……那么糖友究竟该不该调理血脂呢？调脂的首选药物该用哪种呢？如何评价或避免他汀类药物的副作用？

约70%的2型糖尿病患者有血脂异常，这一比例远高于非糖尿患者群。糖尿病的血脂异常特点是：甘油三酯升高、高密度脂蛋白（好胆固醇）降低、低密度脂蛋白胆固醇（坏胆固醇）升高。加上高血糖、氧化应激、血流冲击、吸烟等因素导致血管内皮损伤，坏胆固醇乘虚而入，在破损的血管内皮下沉积，导致动脉粥样硬化、血管狭窄、斑块破裂、急性心脑血管事件等。因此，糖友只控制血压和血糖是不够的，还应调脂、抗血小板多管齐下。国内外的大型医学研究证实，降低坏胆固醇和甘油三酯，提高好胆固醇，可以降低糖友心血管疾病的发生率和死亡率。

那么调脂药物都有哪些呢？现在国内外临床常用的有以下五种：他汀类、贝特类、烟酸类、胆固醇螯合剂、胆固醇吸收抑制剂。其中他汀类为首选，这类药物不仅调脂效果好，而且使用较安全，对血管中原有的斑块有固定和缩小作用，因此美国糖尿病学会在2017年版糖尿病诊疗指南中指出"基本上所有糖尿病患者均应给予他汀治疗"，2016年中国成人血脂防治指南也"推荐首选他汀类调脂药物"。

## 虽有副作用，但可避免

服用他汀类药物的获益是明显的，但"是药三分毒"，他汀类药物同样也有一些副作用，我们在使用中也要注意：

一是肌肉毒性：表现为肌痛、肌触痛、肌无力，严重者引起横纹肌溶解症（肌溶解）。目前认为单一应用他汀类治疗时发生肌汀病的危险性极低，但在与环孢霉素、贝特类、大环内酯类抗生素、某些抗真菌药物及烟酸等联合应用时应警惕。

二是胃肠道反应：多较轻，如恶心、腹痛、腹泻、肠胃胀气等，可从小剂量开始逐步增加剂量，建议睡前服用他汀类药物，既可提高药物疗效，也可在一定程度上减轻胃肠道反应。

三是肝损害：其肝损害与剂量有关。在应用药物前应常规检测转氨酶，在治疗过程中若发现转氨酶升高正常值3倍以上，应果断停药，通常停药后能恢复正常。如病情需要，可再从小剂量起步试用，同时加用保肝药物，并密切观察肝功能的变化。

四是对血糖的影响：他汀（尤其是大剂量他汀）可引起患者血糖异常，表现为空腹血糖水平升高、糖化血红蛋白水平升高，但小剂量他汀影响往往不大。

五是对记忆和认知的影响：胆固醇对大脑的形成及其功能的发挥至关重要，因此降低其浓度可能会引发精神和神经症状，如严重的易激惹、攻击行为、自杀冲动、认知功能障碍、记忆丧失、完全健忘、多动神经症及勃起功能障碍等。通常症状较轻，后果也没有那么严重，往往停药后可恢复。

六是他汀与癌症：细胞实验并未确切证实他汀类药物具有致突变或基因毒性作用；在一项接受他汀类药物治疗的研究中，随访10年，患者肿瘤的发生率也未见增加；但是，研究发现低胆固醇是癌症的危险因素，有一项研究证实，乳腺肿瘤患者服用他汀类药物后，肿瘤复发明显增加。故有肿瘤病史的患者不推荐使用他汀类药物。

那么，如何才能减少或避免他汀类药物的副作用呢？减量维持与间断应用，将胆固醇控制在一个合理的水平；各种他汀类药物之间的转换应用；非他汀降脂药物的替换应用；他汀与其他降脂药物联合应用，可以减少他汀的剂量；保护性药物的联合应用，如保肝药。

整个服药过程要与健康的生活方式结合起来，如戒烟限酒、运动减重、膳食平衡、减少饱和脂肪酸和胆固醇的摄入、增加不饱和脂肪酸的摄入等，这样才会收到事半功倍的效果。

## 抗血小板药也要吃？糖友们不可不知的用药知识

文/曹洪民　郑途遐

退休职工老李来医院就诊取药。老李是位2型糖尿病患者，虽然糖龄不长，但现在已出现动脉硬化和糖尿病肾病3期的并发症。

医生看他取的药物里面并没有抗血小板药物，于是便问他："您服用阿司匹林肠溶片了吗？"

老李一脸茫然地说："医生第一次给我开的这些药，我从患病起就一直吃到现在，没有谁让我吃阿司匹林啊。"

医生接着又问"您知道为何要吃阿司匹林么？"

老李仍一问三不知，于是医生将其中的道理细细道来。

## 糖友们需要小心"淘气易失控"的血小板

血液中的成分除红细胞、白细胞外，还有血小板。血小板具有凝血作用，凡外科手术必查血小板计数及其凝血功能。如果血小板计数偏低，就要在术前、术中输注浓缩血小板，以防术后出血。

糖尿病患者不仅存在"血管内皮损伤"，而且存在"血小板粘附功能增高"、"血小板聚集能力亢进"。因此对于糖尿病患者来说，血小板格外淘气，极易失控。也就是说，血小板极易在血管壁上沉积形成斑块，血小板之间还像小朋友亲热一样，喜欢抱团聚集成体积较大的颗粒。沉积了血小板斑块的血管狭窄，阻力大，血压升高。而且斑块一旦破裂或脱落，就会在血液中漂浮移动，他们与抱团聚集的血小板颗粒共同构成安全隐患，一旦在心脏或大脑中堵塞血管就会发生心梗、脑梗等危险事件，轻则瘫痪致残，重则性命不保。

而小剂量阿司匹林则有防止血小板粘附血管和抱团聚集的作用，从而极大限度减少心梗和脑梗的风险。糖尿病患者一般还存在血脂异常，因此除了服用阿司匹林，还应服降脂药。他汀类降脂药能调节血脂，还能固定和缩小血小板在血管壁上形成的斑块呢！

## 抗血小板药有助预防心脑血管病变

目前医学专家一致认为，心血管病变是糖尿病患者健康的主要威胁。糖尿病患者发生心血管疾病的风险是普通人群的2~4倍，且病变更严重、更广泛、预后更差、发病年龄更早。

2010年版《中国2型糖尿病防治指南》在"2型糖尿病心脑血管疾病防治"一节中专门提到"抗血小板治疗"的问题。该《指南》指出："大型的荟萃分析和多项临床试验证明，阿司匹林可以有效预防包括卒中、心肌梗死在内的心脑血管事件。"即使对于阿司匹林抵抗、过敏或不耐受的，也应考虑使用氯吡格雷作为替代治疗。最新发布的2017年版《中国2型糖尿病防治指南》重申和强调了这一点。糖尿病患者应始终保持对心血管病变的警惕，至少每年都要做相关检查，评估一次心血管病变的风险。

《2013年抗血小板治疗中国专家共识》指出，除了糖尿病患者，心脑血管病患者在没有禁忌症的情况下都应给予阿司匹林抗血小板治疗。关于阿司匹林的一级预防：

（1）对于有下述3项及以上危险因素者，建议用阿司匹林75~100 mg／天，男性＞50岁或女性绝经期后、高血压（血压控制到＜150／90mmHg）、糖尿病、高胆固醇血症、肥胖（体质指数≥28kg/m²）、早发心脑血管疾病家族史（男＜55岁、女＜65岁发病史）、吸烟。

（2）合并慢性肾病的高血压患者建议使用阿司匹林。

（3）不符合上述标准的心血管低危人群或出血高风险人群不建议使用阿司匹林；30岁以下或80岁以上人群缺乏阿司匹林一级预防获益的证据，须个体化评估。

（4）所有患者使用阿司匹林前应权衡获益/出血风险比。

（5）对阿司匹林禁忌或不能耐受者，可以氯吡格雷75mg/天口服替代。

针对老李的具体情况，医生建议他采取包括生活方式、降糖、降压、降脂、抗血小板等多方面综合治疗。

老李感慨地说："我患病好几年，并发症都出来了，竟然不知道要服抗血小板药。感谢郑医生给我上了一堂生动的科普知识教育课，终于明白了阿司匹林的重要性。"

## 有时"小神药"也要停一停——浅谈RAS阻断剂

文/刘立彬　指导专家：刘莉

RAS阻断剂具有降压、保护心脏、减少尿蛋白、保护肾脏的功能，在心内科及肾内科被广泛应用，称为"小神药"。它主要包括两大类，血管紧张素转化酶抑制剂（即ACEI，通常叫"某某普利"的药物）和血管紧张素Ⅱ受体拮抗剂（即ARB，通常叫"某某沙坦"的药物）。随着我国患高血压、冠心病、慢性肾脏患者数的不断增加，这个"小神药"也是遍地开花，很多人都在服用。

但是，您知道吗，在某些特殊的情况下，这类药物可能会出现比较严重的副作用。让咱们先从一个真实的故事说起。

刘大妈患有高血压、糖尿病、冠心病多年，在医生的指导下，一直服用阿司匹林、倍他乐克、"某某沙坦"药物，血压控制得很好，心绞痛最近一年都没有发作，病情很稳定，一周之前复查的肝肾功能及电解质等各项指标均正常。这几天，天气炎热，刘阿姨吃了几块冰镇西瓜来解渴，但是当晚却拉肚子了，赶紧到肠道科就诊，经检查诊断为"急性肠炎"。医生嘱咐阿姨多喝水，并开了些调整胃肠功能的药物。经这么一"折腾"，阿姨是饭也吃不好了，水也喝得少了。虽然食欲下降，但刘阿姨这些治疗高血压、冠心病的药物可是一顿都没落下。不过，万万没想到，几天后她的病情不仅没有好转，尿量还明显变少了，最少的一天不足400毫升，并出现乏力、恶心的症状。刘阿姨急忙来到医院抽血化验，这一查，不得了，血肌酐由一周前的正常水平，一下子升高了一倍，快到200μmol/L了，被初步诊断为"急性肾衰竭"。经过一系列的检查，医生考虑血肌酐升高是由肾前性因素引起的，也就是说肾脏缺血了，导致的尿量减少、血肌酐升高。听了医生的话，阿姨赶紧遵医嘱把"某某沙坦"停了，并接受了积极补液的治疗，尿量这才逐渐恢复了正常，血肌酐也慢慢恢复到入院前的水平，恶心、乏力症状也基本缓解了。

那问题来了，刘阿姨这次为什么会出现急性肾衰竭呢？

咱们还是先从肾素-血管紧张素-醛固酮系统（RAS）说起吧。话说RAS是人体内重要的体液调节系统，在人体内分布广泛，不仅存在于循环系统中，也存在于血管壁、心脏、肾脏等组织中。它对心血管功能稳态、电解质和体液平衡的维持，以及血压的调节均有重要作用。后来，科学家们发现，如果这个系统被过度激活后，一种叫"血管紧张素Ⅱ"的东西就会收缩全身小动脉，从而导致血压升高，这是产生高血压的原因之一。为了应对这种激活状态，科学家们开发出了ACEI（血管紧张素转化酶抑制剂，也就是"某某普利"）和ARB（血管紧张素Ⅱ受体拮抗剂，也就是"某某沙坦"）。通过这两类药物的使用，不仅能够使血压下降；同时还能降低肾小球内压力、降低肾脏的滤过负担、减少尿蛋白，极大地保护肾脏功能，延缓尿毒症的发生，这就是它们被称为"神药"原因。

但是药物都是双刃剑，有好的一面起到治疗的神奇效果，也有坏的一面即可能的副作用，而RAS阻断剂的副作用最主要就是血肌酐和血钾的升高，尤其是在周身血容量不足（也就是缺水或失血）的时候容易出现。因此，在治疗和不良反应之间如何取得平衡就是一门艺术。就拿刘阿姨来说吧，这次"腹泻"，造成了血容量的减少，影响了肾脏的血液灌注，而人体有个很精密能自动调节的系统，当血容量减少或血压下降时，RAS就会被启动，增加钠离子和水的重吸收从而增加血容量；收缩血管；保持适度的血压。而用了RAS阻断剂的人，这个自我保护的调节机制就会受到抑制，不能及时协调，导致血压进一步下降，流经肾脏的血液进一步减少，肾脏缺血更重，最终雪上加霜，导致急性肾衰竭。

还好，由于治疗及时得当，刘阿姨的肾脏功能完全恢复了，但是如果没有及时处理，后果将不堪设想。因此，我们在服用"某某普利"或"某某沙坦"类的RAS阻断剂药物时，一定要特别注意身体内的水分是不是充足。其实不光是腹泻可以引起身体缺水、影响肾脏的血液灌注，还有很多情况值得我们关注，比如强烈的呕吐、大量出汗、高温下未及时补充水分、大量应用利尿剂、高热和高热应用退热药物后大量出汗，等等。

说了这么多，当然，我们平时服用"小神药"时也不必过分紧张，定期复查肾功能和电解质就好。如果出现以上情况，需要及时补水和就诊，必要时先把"小神药"停一停，以免造成肾脏的损伤。

# 第 六 章

# 血糖监测

## 匹配试纸，采足血量，血糖仪要这么使用

文/张超楠

血糖监测是现代糖尿病治疗"五驾马车"的重要组成部分，不仅成为调整医师治疗策略的依据，也在患者自我管理、改变生活方式及减少低血糖和晚期并发症发生风险等方面发挥重要作用，被学术界誉为自胰岛素发现后糖尿病领域的主要成就之一。

血糖监测中的自我血糖监测作为糖尿病自我管理的一部分，可帮助糖友们了解自己的疾病状态，与医务人员沟通交流，从而更好地管理糖尿病。正确使用血糖仪是进行精准自我血糖监测的关键。

### 使用血糖仪时的注意事项

测试前，应检查血糖仪和试纸是否匹配，正确清洁采血部位（如使用肥皂和温水清洁指腹侧面，并用干净的餐巾纸或棉球擦干），采血过程中，切勿挤压手指增加采血量；

测试中，尽量一次性吸取足量血样，不要按压或移动血糖试纸、血糖仪。但值得注意的是，若采用某些满足二次加样的血糖仪，则可

以进行二次采血，有效避免血糖试纸的浪费；

测试后，取下测试用的血糖试纸，并与针头一起丢弃在适当的容器中；将血糖测试用品（血糖仪、血糖试纸、采血器等）存放在干燥清洁处；

新买的血糖仪、启用新的试纸条及血糖仪更换电池后需要用随机所带的模拟液或质控液进行仪器校正，当毛细血管血糖结果与HbA1c或临床情况不符时，或怀疑血糖仪不准确时，应随时进行仪器校准。

指南中建议血糖仪结果至少每年一次同步和静脉血浆葡萄糖结果的数据比对。血糖仪数值的比对方法是：定期携带血糖仪到医疗机构比对检查数值，检验室抽血时，同时间指尖采血以血糖仪检验，比较检验室与血糖仪结果。注意，餐后两小时内血糖变化快速期间不适合进行数值比对。

## 使用血糖仪的小技巧

采血前可先用温水冲洗双手或搓揉手指，可以促进血液循环，亦可将手自然垂下半分钟使指头充血，可以帮助取得足够的血量；

非单包装的血糖试纸，请确认手指干燥时再行取出，以免因试纸受潮影响准确度；

采血时必须等手指上消毒用的酒精（水分）干后再扎针；

血糖试纸打开使用后，请于3～4个月内使用完，试纸如受潮、遇热会影响数值；

每种血糖试纸都有有效期，请在有效期内使用完毕；

血糖仪勿放置于过热环境或电子仪器旁，尽量放置于血糖仪所附的皮套内使用。

# 血糖监测小技巧大揭秘

文/郭建伟

在控糖过程中，血糖自我监测是必不可少的，糖友应养成测血糖的习惯，可以为饮食、运动及治疗方案的调整提供依据和指导。

不过，一天需要测几次血糖？什么时间测血糖？血糖达标后还需要继续测血糖吗？哪些因素会影响血糖测试结果？血糖监测的学问可真不少。

## 血糖监测时间点

### 1. 空腹血糖

通常是指前一夜8～10小时不进食，第二天早上7～9时测得的早餐前血糖。空腹血糖可以反映出人体的胰岛素基础分泌功能。

### 2. 餐前血糖

每天午餐和晚餐前测量的血糖为"餐前血糖"，测量餐前血糖主要是用于监测病情，了解血糖波动，指导药物治疗。

### 3. 餐后血糖

餐后2小时测量的血糖为"餐后血糖"，可以观察进餐对人体血糖的影响。监测餐后血糖也利于查出早期糖尿病。

### 4. 睡前血糖

晚上睡觉前需要注射胰岛素的糖友，每天睡前监测血糖，用来判断胰岛素注射的剂量。

### 5. 凌晨血糖

每天凌晨1～3点时监测的血糖为"凌晨血糖"，人体在这个时间段血糖会降至最低，正在使用胰岛素或是降糖药治疗的糖友，可以在凌晨监测自己的血糖水平，可以避免夜间出现低血糖现象。

6.随机血糖

当糖友出现不适，怀疑自己血糖过高或是过低的时候，可以随机检测，方便掌握自己的血糖水平。

7.其他时间

运动前后、情绪波动、感觉不适，又或者尝试吃了一些新的食物之后，都需要监测血糖水平，这样有助于帮助自己了解自身在特殊状态下的血糖波动情况，必要时调整治疗，维持血糖平稳。

## 血糖监测小技巧

1.采血前保持手部温暖

一般来说寒冷天气里双手冰凉，针刺后不容易出血，用力挤压会导致组织液混入血液，引起测量值不准。

建议糖友采血前用温水洗净双手，可增加手指血液循环，有利于采血。

2.选用需血量少的血糖仪

需血量比较少的血糖仪，通常配套的采血针外径较细，如28G、30G，甚至更细（注意：G标前面的数字越大，针越细）。细针对皮肤的损伤较小，疼痛感较轻。

3.轻松采血小技巧

手指消毒前，让手臂下垂10～15秒，也可以用力甩几下，使血管充盈。然后在手指偏侧面采血，（手指两侧的神经末梢分布少，痛感较轻）。但也不能太接近指甲边缘，那样不方便消毒和挤血。

采血笔刺破手指后，从指根向指端（采血点）方向慢慢挤压，以形成血滴。用力不宜过大，以免影响测量结果。

4.采血深度要合适

有些糖友常常将采血笔的力度调大，针刺过深。其实，采血量只要满足血糖仪检测要求即可。刺伤手指越深，对局部组织的损伤就越重。

5. 采血部位常更换

采血时，轮流在不同手指的不同部位采血，可减少损伤。一般选择无名指和小指的侧面，手指两侧的神经末梢分布少，针刺后疼痛较轻。不宜在指尖和指腹采血。

6. 采血后多按压针眼止血

采血针刺的伤口，表面看不到有血液渗出，但皮肤下可能还在渗血。少量血液聚集在皮下，会变成小的皮下瘀血点。因此，采血后建议多按压一会儿，便于止血。

血糖监测技巧和注意讲完啦，下面给大家讲一讲"结构式血糖监测"。

## 结构式血糖监测是什么？

一整天血糖变化数据（5～7个时间点）代表一整天的血糖波动；配对检测（paired testing）在特定接连的时间点观察前后的血糖变化，包括药物、饮食和活动；可以设定单位时间内（一天至一个月）的测量计划。

每位患者的生活习惯和工作状况不尽相同，他们的监测频率及时间分配也因实际情况而各异。考量因素包括：患者是否是单独生活，是采取口服药物还是胰岛素注射；患者的生活作息是怎样的；是在工作还是在上学，工作是轮班还是朝九晚五；患者病情的控制情况是严格积极还是维持控制亦或是学习改善；由于糖尿病患者需要长期用药，患者自身的经济状况也需要考虑。

### 医护人员如何帮助患者运用结构式SMBG？

首先要设定目标，包括自我监测血糖（SMBG）的控制目标（餐前、餐后、睡前）、糖化血红蛋白的控制目标、结构式监测次数与频率、体重、低血糖频率、追踪的方式与日期间隔；

其次要收集资料，包括反映不同生理与作息变化的SMBG数据、药物使用、体重、低血糖频率、生活作息状况、饮食记录、活动状况、生病或压力；

再次要判别类型与处置，判别类型可以分为五点，即3～5天特定作息时间点的类型、特定作息时间点的改变趋势、进食后的餐前与餐后血糖差距、两餐间的血糖差距、长时间的血糖改变趋势。探讨所有可能影响的因素，不外乎就是饮食、运动、药物、生病和压力。根据类型和影响因素来选择合适的处置。

曾经有一位患者，血糖一直很平稳，某天下午突然发现一下子飙到超高。医护人员发现后，打电话问她为什么突然会升到那么高，原来是因为她开车上了高速，心情紧张，压力巨大。

### 患者如何应用结构式SMBG？

首先要判断血糖类型，是低血糖还是高血糖。由于低血糖风险大，会危及生命，所以要优先处置。无论是低血糖还是高血糖，要判断发生的时间与频率。再探讨可能的原因，以低血糖为例，是药物过量呢，还是服药和进食时间间隔过久，或者饮食过少，两餐间隔时间过久，亦或是运动后未能补充点心。找出原因后，就应该采取针对性的行动。

# 选择传统血糖仪还是新型植入血糖仪，看完你就知道了

文/王君汉

张大爷和李大爷是一对老邻居，北京话叫"发小儿"。两位老人家脾气秉性都是一样的固执，小时候比的是谁抓的蛐蛐声音大；上了岁数比的是谁身子骨硬朗能冬泳。却不想这糖尿病齐齐找上了身，胰岛素也都早早的开始注射上，患病和治疗都是一样的，还能怎么比一比？

结果人家还就真有的比，血糖监测是控制糖尿病的重要手段，张大爷接受新事物很快，他听说有一种不用针头就能测血糖的"无创瞬感"仪器——植入血糖仪，早早就托人买回来试用。李大爷为人保守，医院里大夫医嘱是什么，那就一定要使用什么，谨遵医嘱一天七次测血糖。张大爷说李大爷死脑筋，不懂科学；李大爷说张大爷追时髦，不遵医嘱。

那么植入血糖仪和市场上的常用血糖仪孰优孰劣呢？

1. 原理

传统血糖仪：市面上常见的血糖仪是以光反射法为血糖监测方法的，光反射法是以检测反应过程中试条的颜色变化来反映血糖值的，通过酶与葡萄糖的反应产生的中间物（带颜色物质），运用检测器检测试纸反射面的反射光的强度，将这些反射光的强度，转化成葡萄糖浓度。（因此医护人员会提醒使用者用酒精进行局部消毒，因为酒精不带显色物质）

植入血糖仪：由一个植入皮下的感应器和外部测量仪两部分组成。感应器的直径6毫米，厚度如同普通纸张一般，无须电源驱动。

当患者在测量仪前挥动植入感应器的臂膀时，测量仪就能借助脉冲的方式读出患者的血糖值，工作原理和装在商店待售服装上的磁感应防盗器相似。

2. 操作方法

传统血糖仪：目前市场上的血糖试条有两种采血方式：滴血式和虹吸式。滴血式的血糖试条，测试时需要血样多，需要将血样滴加到试条上，血滴太多、太少或者位置不准确都会影响测试值。而采用虹吸自动吸血方式的血糖试条，需要血样少，加样量可以自动控制，试纸有能显示血液是否适量的确认点，操作简单，也可避免加血样误差，进而保证测试结果的准确性。

植入血糖仪：需要扫描传感器，一般可获得当前葡萄糖读数（随时扫描随时看当前数值）、最近8小时的葡萄糖数据和葡萄糖变化趋势箭头，显示葡萄糖水平升高、下降或者正在缓慢变化。

3. 试纸

传统血糖仪：需要试纸条，血糖测试试条对保存的环境湿度很敏感，试条受潮后测试值会不准确。因此，大部分瓶装试条都会要求开启试条瓶后，三个月内必须用完，并且每次开启瓶盖都要求非常迅速。因此个人用户最好选用单支包装的试条。

植入血糖仪：无须试纸，但需要每隔14天更换一次传感器，仪器可获得最近3个月的完整葡萄糖图谱，并至少每8小时扫描传感器一次，扫描检测仪尺寸为95 mm×60mm×16 mm，重量65克。

4. 记录方式

传统血糖仪：测试后，进行测试结果的记忆存贮有助于了解病友一段时间内的血糖变化。而这种存贮记忆的大小与血糖仪品牌有关，即与厂家出厂设置有关。一般来说，三个月内的单次测量数据是可以查找的。

植入血糖仪：可以得到当前葡萄糖读数，一个葡萄糖变化趋势箭头，可存储最多90天的葡萄糖数据。

5. 灵敏度

传统血糖仪：一般来说，质量过硬的光反射法血糖仪在指血血糖测量值与静脉血血糖测量值方面，差别不会大于1mmol/L。

植入血糖仪：血糖数值会在我们血糖低时偏低一点，高时偏高一点，这样的设计其实是科学的，起到及时预防和纠正低血糖和高血糖作用。但是当血糖在快升快降时血糖和指血的对比误差会大一点，存在一定的滞后，不过会在10～15分钟后误差又回归正常。但也有使用者指出在使用中5天就扫描不出正确数值，有可能是传感器埋置的部位问题。一个探头的使用寿命一般为14天，如果只使用5天就不能用，成本还是挺高的。故有些网友就找到了些新办法来解决这些问题，比如安卓手机带NFC功能手机软件来扫取探头数据，证明可以做到部分矫正，但也只是治标不治本。

6. 体验感

传统血糖仪：每次测血糖时心理最畏惧的莫过于疼痛感，一般来说取血点如果选在手指正中是很痛的。一般建议取血点在手指偏侧面，这里的神经分布较手指正中少，痛感较轻。但也不要太接近指甲边缘，这样不易消毒，不好挤血。

植入血糖仪：植入血糖仪的传感器是通过一个一次性敷贴器敷贴在上臂背侧，当敷贴传感器时，一根细小的柔性探头植入皮下，用粘贴片固定在敷贴部位。植入到使用者皮肤下的传感器部分直径不到0.4mm，深度约皮下5mm。但是植入后可能会导致局部淤青、出血，如果持续性不改善的话则需要更换位置植入新的传感器。

7. 价格

传统血糖仪：在血糖仪选购中价格不是最重要的，关键是质量，但一般比较好的血糖仪都在千元上下。实际上，试条的价格更重要，仪器是一次性的费用，但试条的购买是长期的，一般目前进口的试纸大约4元/片，国产的品牌试纸约2元/片。

植入血糖仪：仪器大约500元左右，长期花费在传感器上面，与普通血糖仪在选购上的原则并无不同，一般进口的探头大约400多元一个，可以使用14天，大约平均30元/天，比较适合需要多次测血糖的1型糖友和妊娠糖友。

监测血糖是一个长久的坚持战，看完这篇文章后的您会如何选择呢？是想如李大爷一般保守一些，以成熟技术为导向；还是学习张大爷追随潮流，快人一步呢？

其实医疗技术的快速发展，使我们的各种医疗手段不一而足，无论是选择哪一种，糖友们只要是在医生的指导下依据自己的病情、经济条件、生活习惯选择适合自己的血糖仪，了解其原理并学会正确的使用，就都是好方法。

# 第 七 章

# 糖尿病与心理

## 与糖共存，还是被糖毁灭？对待糖尿病的态度决定疗效

文/郑途遐

随着人们生活水平的提高，糖尿病发病率越来越高。作为一名内科医生，我诊疗过的糖尿病患者不计其数，他们之中有初来乍到的，也有久病成医的；有控制得法的，也有并发症缠身的；有焦虑抑郁的，也有积极乐观的。

诊疗过程中，我经常会与糖友们交谈，倾听他们的心声，给他们支持、鼓励和信心，我最常分享的就是下面这两个截然不同的例子。

### 第一个病例

老王是位退休工人。一方面，他过往的生活中遭遇了太多不幸，幼年时遭遇了"三年自然灾害"，青年时遭遇了"文化大革命"和"上山下乡"，中年时为了家庭四处奔波，到晚年好不容易过上了好日子，却得了个限制吃喝的"糖尿病"。但另一方面，他又是幸运的，及时调整自己的心态、积极配合医生；定期复查、按时服药；管住嘴、迈开腿；乐于助人、发挥余热。

所以老王虽然患病十年之久，不仅血糖控制得非常棒，而且没有出现任何并发症，现在活得很充实、很幸福。

1.患病之初，茫然无知

2005年6月，在例行体检中老王的空腹血糖值达到6.7mmol/L。看着化验单上的"↑"标志，老王心中忐忑，于是做了全面体检。葡萄糖耐量试验提示餐后2小时血糖达到12.77mmol/L，再结合老王有口干、乏力的症状确诊为2型糖尿病。

这病怎么控制？老王茫然无知，只是道听途说，周围的谁得了糖尿病肾衰竭要经常透析，谁因为糖尿病突发急性心梗提早去了另一个世界，谁因为糖尿病并发脑梗塞半身不遂了。焦虑、害怕，老王好几个晚上都没睡好，梦里都是自己感同身受的经历了各种痛苦。

2.学习控糖知识，启发良多

要战胜糖尿病，只有知己知彼，才能百战不殆。

医院内科每周四下午都有关于糖尿病知识的健康大课堂，除了获得知识外，还能免费检测血压和血糖。老王积极学习，风雨无阻，课上认真听讲，做好笔记，课后与医生积极沟通，配合默契，取得最佳疗效。他结识了不少糖友，还订阅了糖尿病方面的科普杂志。

老王如饥似渴地学习专家教诲和"糖友"经验，从中得到许多启发。譬如，糖尿病可防可控可治；必须坚持"五驾马车"并重；降糖降压降脂和抗血小板相结合；治疗的个体化人性化原则；既要防止高血糖危害血管产生并发症，更要预防低血糖危及生命。

患病前两年老王仅靠饮食和运动就将血糖控制在了正常范围，没有服用任何降糖药物。随着病程的延长，他的血糖逐渐上升，体重也持续下滑。这时他及时接受了医生的建议，接受胰岛素外加口服药的强化治疗方案，血糖很快又恢复到正常水平，实现控糖和稳定体重的双重效果。

老王还综合了专家建议和病友的经验调整了自己的饮食结构和运动强度，告别了矫枉过正的"苦行僧"般的日子。老王将自己收集了10年的病历资料，整理并装订了5册健康档案，制定适合自己的糖尿病管理方案，定期绘制图表、总结归纳，横向和纵向比较分析，不仅熟知了许多医学术语和检查指标的意义，也为自己"久病成医"奠定了基础，连专家看了都叹为观止，成为了公认的控"糖"明星！

3.糖友互助，与糖和谐共存

2013年，老王参加了"北京糖尿病协会的8760项目"，被任命为"糖尿病互助小组"组长。老王将自己和糖友们的抗糖体会和经验写成文字，在糖尿病科普杂志上发表多篇文章。老王支持同伴，传递健康，与"糖友"分享糖尿病治疗的最新成果，帮助他们解决血糖自我管理上的问题，缓解焦虑情绪，共同抗击糖尿病。

为了跟上时代潮流，老王还特地让女儿给买了智能手机，学会了使用微信，加入了好几个糖友群，尽己所能地回答新糖友的问题，解答老糖友的困惑，帮助他们树立战胜糖尿病的信心。老王因此被北京糖协评为"8760项目"优秀互助组长和优秀志愿者。

虽然患病已有十年，但在医护和老王长期不懈的共同努力下，老王不仅糖化血红蛋白从来都没有超过6.5%，而且血脂、血压、尿酸、体重全面达标，期间没有出现任何的糖尿病急慢性并发症。医生看了老王的化验单也不得不感叹："您的检查结果比现在好多年轻人的还要棒啊"。

## 第二个病例

和老王年纪差不多的老魏也是个糖尿病患者，但两人对待糖尿病的态度却大相径庭，经历也相去甚远，结果令人唏嘘。

1.患病之初，无知无畏

10年前，连续2年体检，老魏的空腹血糖都在6~7mmol/L之间波动。这本来是个危险信号，但老魏忽视了。因为他并不知道"糖尿病前期"这个概念，甚至认为年龄大了血糖高点没啥了不起，况且自己也没任何不舒服的症状。老魏依然每天喝酒吃肉、搓麻聊天，于是疾病在失控状态下自由发展。

3年后，老魏忽然瘦了10多斤，走路也没劲，还经常口干，起夜也多，尿中很多泡沫，有时候还有股怪味。到医院一查，空腹血糖高达12mmol/L，糖化血红蛋白9%，确诊为2型糖尿病。

医生建议起始胰岛素治疗，以后依据血糖和胰岛功能情况再调整。老魏拒绝了："一上来就打针，我没那么重，而且打针又疼又不方便。"最后老魏选择了吃药。但是对于医生的"管住嘴，迈开腿"的健康教育，老魏拒不执行，还说："与其战战兢兢地过日子，我还不如痛痛快快地去死。"

2.掩耳盗铃，我行我素

每次复诊取药的时候，医生都会关切地询问老魏的血糖情况，叮嘱他定期复查，他都一笑置之："我现在没啥不舒服的，不用查啦，天天扎手多麻烦，老得惦记着，您就照方给我抓药吧！"

老魏想着这药也吃了，也没啥不舒服的了，觉得这糖尿病也不过如此，看别的人因为并发症这样那样的，他虽有些害怕，但觉得离自己还很遥远，依然继续过着以前的逍遥日子。

4.发症缠身，悔之晚矣

7年过去了，老魏家也拆迁搬走了，很少来找我取药就诊了。再次见到他时，我都快认不出来了。老魏面色苍白、脚步虚浮、全身水肿。

老魏的老伴向我哭诉，原来老魏两年前诊断肾功能衰竭，现在每周透析三次，不仅人受罪，每次透析恶心、呕吐、没食欲，好几天才缓过劲来，然后又该进行下次的循环了；有时候心衰发作，一个透析循环都不能坚持；家庭经济负担也非常重，一个月加上其他的药费，至少一万多元。

老魏真是有种生不如死的感觉，可是悔之晚矣。半年后再见到他老伴，她泪眼婆娑的告诉我，老魏已经去世了，急性心梗，她喃喃的说："走了也好，省得受罪。"

## 你的态度决定了你的人生结局

同样的疾病，同样的病程，不同的态度，得到的却是截然不同的人生结局。性格决定命运和前途，同样，对糖尿病治疗的态度直接决定疗效。

在我看来，战胜糖尿病并不难，糖友们做到以下几点即可：

（1）树立战胜疾病的信心：慢性病既是真老虎，在战术上要重视；也是纸老虎，在战略上要藐视。要保持乐观的心态，要明白，慢性病虽然不能治愈，但只要各项指标控制达标，既不缩短寿命，又不会影响生活质量。

（2）充实知识，做到"知己知彼百战百胜"：糖尿病是可以预防，可以治疗的。糖尿病高危人群更要定期体检，早发现异常，早生活方式干预，使之不得或晚得糖尿病。患了糖尿病的人要赶好治疗糖尿病的"饮食、运动、药物、血糖监测及教育"的五驾马车，实现监测糖尿病的五项达标，就可以与病共存，怡享天年。

（3）注重生活方式的改变：生活方式是治疗糖尿病的基石，管住嘴、迈开腿，保持营养均衡，远离肥甘油腻；保持适量运动，不依赖舟船车马；亲近蔬果，远离烟酒；食品宜原汁原味，不宜过度烹调。

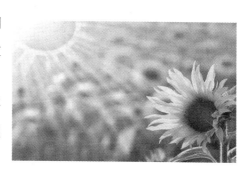

（4）既要遵医治，又要重自治：遵医治就是要与医生沟通，听取专业的建议，制定最适合自己的诊疗方案，该打针时就打针，该吃什么药就吃什么药。中国有一句老话叫做："医生能治病，不能治命。"最高明的医生也只能对症治疗于一时，而每个人有每个人的生活环境和生活方式，医生对患者疾病的变化，是难以完全了解和控制的。治疗虽然离不开药物，但对糖尿病这种慢性病来说，结合自身特点进行自治也不可不说是有效的良方。重自治就是对饮食上该吃什么，不该吃什么，及用餐时间、用餐次数、进食分量等，都要进行科学的自我调控与把关。

（5）既要讲原则，又要讲灵活：糖尿病的一个重要表现是血糖过高，治疗的目的是控制血糖。对血糖控制要达标，这是一个原则。如果达不到要求，及时寻求医生的帮助，而不是我行我素。有的患者为了将血糖控制在完全正常范围内，不惜经济支出和肉体痛苦，遍访名医，求购新奇特效药，吃饭按书本，多一克不吃，少一克补上，运动按公式步步计算……去做一些矫枉过正的事情，也会导致事与愿违，这些为了达标而进行的过度治疗是不可取的。

只要大家有战胜糖尿病的信心，在医患携手努力下，付诸行动，糖友们还能享受健康快乐的生活。

# 怒伤肝，喜伤心，忧伤肺，你的情绪也会影响血糖波动

文/郑迩遐

"大夫，您看看我最近的血糖监测记录，为什么波动这么大呢？"李老师一脸愁容，疑惑地看着我说道。

70多岁的李老师是我的老患者和老朋友。她是一位2型糖尿病患者，病史已有8年，目前使用胰岛素治疗。可能是因为既往紧张的工作性质，也可能是因为较真的性格使然，李老师有轻度的焦虑状态，血糖非常容易被情绪影响，波动很大。

李老师年轻时工作认真努力，出色的工作能力和专业水平使她被评为屈指可数的全国特级教师。但是她的个人生活却不如工作一样一帆风顺：中年父母因病去世；先生不务正业，最后离婚收场；唯一的儿子是个不折不扣的"不婚族"，40多岁还单身一人。

自从患了糖尿病后，李老师工作上的认真劲儿再次充分发挥，她订购了糖尿病科普杂志，也常来听医院的健康大课堂，还喜欢看健康科普电视节目，学习糖尿病相关知识。

李老师不仅积极地学习控糖知识，还付诸于实践：特地买了个小天平，每顿主食都精确到克，蔬菜、水果、主食、蛋白质都搭配得相当到位。她也认真执行医生的医嘱，定时记录血糖、运动、饮食情况，绘制表格，自我分析和总结。每次就诊时，医护人员看到她的健康记录本，都忍不住叹为观止。

## 情绪起伏影响血糖波动

看了她的血糖记录，我发现了很有意思的一件事：虽然吃同样的

食物、同样的药物以及同样的运动量，李老师的血糖却很不稳定，有时候控制得很好，有时候却能飙升到很高。

经过仔细询问，我才知道原来是情绪在"作怪"。比如说，要同学聚会了，紧张、兴奋；隔壁的老王猝死了，害怕、焦虑；和儿子拌嘴了，沮丧、生气，等等。其实，不止李老师，相信很多老糖友们如果细心总结的话，也会发现这样的规律。

那么为什么糖尿病患者着急、生气、发怒等等情绪波动会导致血糖升高？原来当情绪紧张变化时，肾上腺分泌更多的肾上腺素、儿茶酚胺等激素，以提高血中葡萄糖的含量，满足机体应付紧急状态的需要。同时这种激素会抑制胰岛素的分泌。这种血糖升高如发生在正常人身上，事情过后，胰岛素会迅速分泌，一时间就会分泌产生出足够的胰岛素，血糖也就能很好地得到控制。而糖尿病患者却存在胰岛素分泌不足、分泌延迟和胰岛素抵抗的病理生理基础，不能很好地平衡血糖，因此才会出现血糖的波动。

所以，糖尿病患者不仅饮食、运动、药物要合理，保持乐观豁达的情绪，遇事冷静对待也是非常重要的。

## 管理情绪，更好控糖

听了我的解释后，李老师恍然大悟，明白了糖尿患者情绪管理的重要性。我建议她采取如下一些排解情绪的小方法：

放松疗法：适当的户外运动和旅游，不仅可以呼吸新鲜空气，使心情舒畅，而且运动还有利于降低餐后血糖。

认知疗法：遇到血糖波动也不要着急，认真找原因，才能采取正确的应对办法。做到"知己知彼，百战不殆"。

精神支持疗法：耐心倾听李老师心理疾苦，做她的"心情垃圾桶"。

通过耐心的劝慰、疏导，使她情绪松弛、压力减轻、精神放松。

社会家庭支持：与她的儿子沟通，建议他闲暇之余多给予李老师关爱、理解和支持，使她保持豁达的心情。

复诊时，再看李老师的健康记录，发现血糖监测本上又增加了情绪一栏，虽然血糖数值偶尔还有些波动，但是也基本在正常范围了。

由此可见，应激和心理因素与糖尿病的发生发展互相影响，对临床治疗及预后均有明显影响。在糖尿病综合防治的"七驾马车"（即营养治疗、运动治疗、药物治疗、心理健康、血糖监测、糖尿病教育和预防并发症）中，更应关注患者糖尿病患者的心理健康，注重心理行为的指导和调整，保持心态平衡及乐观的情绪，减少应激及不良生活事件引起的负面影响，将有利于血糖控制及延缓糖尿病并发症的发展。


# 20多年糖龄的老糖友，为什么突然选择自杀？

文/郑途遐

"铃铃铃"，急促的电话铃声在深夜十点响起。

电话一接通，就传来了好友焦急的声音"亲，实在是不好意思这么晚还打扰你，我奶奶今天从吃完中饭后午睡，一直睡到现在，吃晚饭的时候去叫她，怎么叫都没反应，这是怎么回事儿啊？"

我对此的第一反应就是低血糖，因为老人是位糖龄20多年的老糖友了，而且一直在使用胰岛素。我建议她赶紧给老人查血糖、血压，拨打120。好友说奶奶刚查了指征，都很正常，现在正在急诊室，医生说要再查查昏迷原因。

"既然到了医院，你就别太担心了，相信医生的专业判断。"我只能顺势安慰她了。

第二天一早，我赶紧打电话过去问个究竟："奶奶怎么样了，查出怎么回事儿了么？"好友特别不解地回答："查出来了，我奶奶这是自杀，昨天吃完午饭后一个人回屋吃了一盒安眠药。急诊大夫给洗了胃，现在已经清醒，没啥事了。你说说，我就想不通了，她平时挺惜命的一个人，哪儿来的勇气自杀啊！"

## 不要忽视老年糖友的心理问题

原来，老人的大女儿前几个月因为糖尿病并发症——糖尿病足合并感染、肾功能衰竭去世了。白发人送黑发人，老人一方面悲伤不已，另一方面可能受了刺激，想到自己20多年的糖尿病，现在控制得也不好，打着胰岛素，血糖忽高忽低，特别不稳定，就觉得自己并发症也该一大堆了。

此后，老人总觉得自己身体不舒服，为此还特地住了两回院，从头到脚查了个遍，但并没有查出什么大问题，肝肾功能都正常，就有点高脂血症和动脉硬化。可是老人就是不相信医生的判断，觉得自己过不了84岁这个坎儿，与其像女儿那样痛苦地没有尊严地死去，不如趁现在疾病还没发展到不可收拾的阶段，自行了断更痛快，也省得给家人增加麻烦。

实际上，老人是糖尿病合并焦虑抑郁，这是一种心身疾病。该病多见于敏感多疑、孤僻内向、过分自恋、社会活动稀少的人。患者往往对自己的身体状况过分关注，以致于任何微小的变化，如偶尔腹泻、一过性心悸等都会引起他们的高度关注，并不自觉地夸大或者曲解，把这些当成患有严重疾病的证据。

其实，这些症状与其实际健康状况不符。合并症可能有一定的社会环境诱发因素，比如好友奶奶本来就有糖尿病，在得知女儿死于糖尿病并发症，杯弓蛇影，就怀疑自己也会步其后尘，越想越悲观，最终出现了自杀的危险行为。这种时候就需要去精神心理科寻求专业的帮助了。

听了我的解释，好友恍然大悟："明儿个等她精神好点了，我就带她去精神科看看。"

## 关注身体健康，更要重视心理健康

糖友们平时除了关注自己的血糖血压血脂等客观指标外，也不能忽视心理问题，可以定期做一些简单的心理测评。如果出现异常一定要引起重视，积极干预，千万不要像好友奶奶一样，自己闷不出声地就做出一些危险的行为。

对于合并焦虑抑郁的糖友我们应采取综合性治疗：

心理治疗：该病属于糖尿病常见的心理疾患。糖友们平时可以多了解糖尿病的基本知识，做到知己知彼，心中有数；并去找自己信任的医生就诊，不断接受医生鼓励等积极的心理暗示，往往能缓解情绪。如果症状持续，那就要去专业的精神心理科进一步检查和治疗。

户外活动：适当合理的户外运动可以改善心理状态，使人精神饱满、体力充沛。运动形式是多样的，如气功、瑜伽、爬山、快走、骑车等，运动要动静结合、因人而异、循序渐进、持之以恒，养成稳定、规律的活动习惯，能够增强体质，从而减少对疾病的疑虑和担心。

家庭社会支持：人生活在社会之中就要互相交往、互相依赖。糖友们可以参加各种兴趣班、老年大学等，结识新朋友，家人也要多给患者信心和关心，使其保持愉快的心情和有被重视的感觉，这对缓解情绪有很大帮助。

总之，咱们对自己的身体健康既要适当重视，不能讳疾忌医，也不能无知无畏，有什么不适要及时去医院，相信医生的专业判断；同时，不要杯弓蛇影，随意猜疑，给自己和家人带来沉重的负担。

只要咱们保持积极乐观的人生态度，多参加有益身心的活动，与亲友保持良好的互动，驾驭好糖尿病治疗的"五驾马车"，控制好糖尿病的各项指标，就一定能远离"焦虑和抑郁"的魔咒。

## 喝酒降血糖？小心酒精成瘾！　　文/郑途遐

毕姥爷糖尿病17年了，10年前自从听"隔壁老王"的经验之谈"喝酒可以降血糖"，自己也将信将疑地试验了几次，确实出现过低血糖，自此他就犯了"经验主义错误"，走上了喝酒降糖的道路一去不复返。

然而，问题来了，他因为喝酒喝多了导致糖尿病酮症，就成了医院的"常客"，隔三差五就要来"疗养"一次。原因也五花八门，低血糖、心绞痛、头晕乏力、胃溃疡出血，等等，这些原因都和过量饮酒有关。

10年来，除了之前的糖尿病，毕姥爷又戴上了冠心病、脑血管病、胃溃疡、焦虑抑郁状态、酒精依赖等帽子。因为嗜酒如命，毕姥爷不止经常进医院、好几次还因为低血糖或消化道出血差点丢掉小命，这也让他失去了生命中很多宝贵的东西，包括事业和家人。

每次回想往事，毕姥爷都十分后悔。"其实，我也很想戒酒，可每次坚持都超不过一天。我明明知道糖尿病需要打胰岛素，不能空腹喝酒，否则容易低血糖，好几次还差点丢了小命，可我就是忍不住；明明知道肝喝坏了，胃喝坏了，还是控制不住想喝酒；明明知道住院期间医护人员不让我喝，还会偷偷地让护工去买酒；出院回家没人管，就更不用说了"，毕姥爷满脸无奈地感慨。

毕姥爷就是千千万万"酒精成瘾者"中的一员，他的无奈和无助也是这个群体的一个真实写照。

## 嗜酒成瘾是种病

对大多数人来说，一个喜欢喝酒的人不会被称为患者，毕竟中国有着悠久的酒文化传统。中国有差不多5亿人喝酒，不过统计数据显示，只有少数人会最终变成酒精成瘾者。打个比方，空气中有很多感冒病毒，但只有体质差的人，才会因此得感冒。酒瘾就像感冒病毒，心理适应能力不强和有人格缺陷的人，更加容易被击倒而染上酒精成瘾这个病。国外的一些机构研究也表明，一些案例中还会存在环境危险因素和遗传因素。

长期大量饮酒可形成酒精依赖，其临床表现特点为：

依赖者对酒的体验：开始饮酒后很快就体会到心情愉快、酒后话多、感到紧张疲劳等全消，正是在这种体验的支配下不间断地每日饮酒，个人对酒的渴求越来越重；

耐受性：为达到初期饮酒的体验，饮酒量逐渐增大，患者常想处于醉酒状态，出现不讲卫生、不关心周围及家人的表现；

躯体依赖：断饮时出现戒断综合症即已形成躯体依赖，这时断饮可出现程度不一的躯体和精神症状。为满足渴求及不出现戒断症状的痛苦体验，成瘾者可不顾及时间、地点及周围情况而饮酒。重者把饮酒变成一切活动的中心，人格发生变化；

心理依赖：即是对酒的渴求，这种渴求程度随饮酒时间增长越来越大，以致断饮即会出现戒断现象。为满足渴求心理，免除戒断现象出现，出现四处觅酒行为；

戒断综合征：早期表现为焦虑、抑郁、恶心、呕吐、纳差、发冷、出汗、心慌、脉频不齐、眠差、恶梦、部分有高血压，随着进展出现震颤、幻觉、意识障碍、癫痫发作等；

躯体并发症：酒精对全身细胞均有毒性，除对中枢神经、周围神经有损害外，对肝胆、胃、心、肾等亦有损害。

毕姥爷目前的症状不仅符合而且非常严重。

## 戒不掉酒是种心理疾病

科学发展到今天，很多疾病都可以针对病因进行有效治疗，但酒成瘾不能用单一病因来解释，戒酒成功的关键是克服心理渴求，也就是心瘾，而目前还没有一种药物可以消除心瘾和心魔。

毕姥爷曾经自己戒酒戒过很多次，最长的时间是1年没喝，可是后来过年和家人在一起吃团年饭，喝了3杯后，又复发了。毕姥爷自述，这些年，反反复复的戒酒，加在一起不下20次了，最终也未能成功戒掉，还在家人朋友心中留下了不可靠的差劲印象，自己都对戒酒失去信心了。

像毕姥爷这样的酒瘾患者，其实还有很多。普通人往往用"道德模式"看待酒精成瘾，即认为他们之所以戒不了酒，是因为自己贪图享乐，思想品质差，自控力薄弱，所以有这样的下场也是咎由自取。

实际上，很多酗酒者对酒精的需求，不仅仅是为了身体上的满足，很多重度酗酒者已经没有太多对酒精的感觉，更多的是对心理的需求，即"心理依赖"。

所以，对于他们的治疗，不但在前期要有身体对酒精的戒断治疗，后期的长期心理治疗也是必须。要把他们对于酒的心理需求，慢慢地变成对人的需求，变成在正常的社会交际中去得到自己的心理需求。既治标又治本，这样复发的概率比较小。

### 如何戒除酒瘾？

戒酒是指酒精依赖者戒除反复和大量饮酒的恶习。对酒精依赖者进行戒酒治疗，主要包括三个阶段：脱酒、康复、抗复饮。

脱酒：为减轻酒精依赖者停饮后出现的戒断反应，给予药物治疗或控制其出现戒断反应的过程。脱酒是戒酒治疗的第一步和基础。

康复：脱酒后仍存在心理依赖和一定的躯体依赖，对酒精的渴求反应仍要持续一段时间，所以对酒精依赖者在脱酒基础上进行药物康复治疗，以巩固脱酒效果，降低心理依赖。

抗复饮：是指在完成上述两个阶段后，通过药物治疗如戒酒硫、纳曲酮等提高其抗拒酒精诱惑的能力，降低酒精渴求程度和复饮率。

俗话说，"小饮怡情，大饮伤身"。酒瘾虽是病，但要战胜它也并非不可能。尽管很多家庭深受酒瘾患者的伤害，对他们失去了信心，但是在戒酒的过程中，我们更应该给他们多一些关爱，少一些指责；多一份沟通，少一份隔阂，让他们充分体会到社会和家庭的温暖与关心，而成功达到戒酒的目标。

同时，及时咨询专业的医务人员帮助他们处理情感、控制冲动，并且发展其他自我的功能，让他们更好地去适应现实生活中碰到的困难，使戒酒进入一个良性循环的过程。

只要做到早了解，早治疗，找到适合自己的正确治疗方案，戒酒什么时候都不晚。

## 是真的患糖尿病并发症，还是犯了"疑心病"？

文/郑途遐

随着人们知识水平的提高和社会的发展进步，大家可以从报刊杂志、各大网站、自媒体、电视节目、以及医院的健康大课堂等多种渠道获得丰富的健康常识，对各种疾病和药物的了解也越来越多，有些人甚至"久病成医"。

不过，这也导致一个问题，但凡出现一点不舒服的症状，有人便会对照科普文章或者医学书籍进行比较分析。然而，由于他们对医学知识了解得不够深入，通常只能机械地"对号入座"，越比照，感觉越像，因此反复就诊。各种检查结果阴性也不能打消他们的疑虑，为莫须有的疾病焦虑不安，不仅自己产生恐惧、悲观和消极的情绪，还给家庭生活带来不便和阴影。

下面就来说说两个糖友的相关案例：

### 第一个案例

李阿姨5年前患了糖尿病，退休前曾在医院的财务部门工作，耳濡目染，了解一些疾病的知识，但却不够系统专业，只是一知半解。

很长一段时间，她老是觉得心慌、气短、胸闷，有时还一阵一阵

183

间歇性头晕。但是自己测量血压正常。在社区医院做了心电图和24小时动态心电图，也都没有发现问题；甚至跑去三级医院急诊做了个头部CT，结果也没有异常，医生叫她放心回家。

由于症状一直没有缓解，李阿姨很不放心，怀疑自己是不是糖尿病并发症——冠心病，反复去医院就诊。后经医生询问，李阿姨仔细回想了下，原来半年前，她的老母亲因为急性心梗去了急诊，放了三个支架。那段时间她一直在医院照顾老太太，有些劳累，此后便出现心脏不舒服的症状，因此怀疑自己是不是遗传了母亲的"冠心病"，越想越害怕，晚上也休息不好，最近血压都上升到正常值的边缘了。

仔细翻阅了她的病历资料，我问道："您的胸闷气短和活动有关系么？比如说活动后加重？""没有，反而这些感觉越到晚上没事的时候越重"说着李阿姨深深地叹了一口气。"您是不是觉得深吸一口气就轻松多了？""对啊，您怎么知道的？"

我笑道："李阿姨，您放心吧，您这些症状虽然表面上看和冠心病很像，但和真正冠心病的表现完全相反，而且您的这些化验结果都没有问题。白天有事情做转移您的注意力，您就不怎么觉得难受；一到晚上没有事儿了，您就会关注您那些不舒服的症状，而且越想越害怕，越想越难受。我看您啊，是太焦虑啦。"

李阿姨看我一语中的，解释得也合情合理，于是询问解决办法。"我看您啊，放松心情，白天多和朋友出去爬爬山、逛逛公园啥的，再用点小药调节一下睡眠就好啦。"此后李阿姨复诊，经过多次疏导和睡眠调理，症状基本缓解，睡眠药也基本停了。

## 第二个案例

70多岁的高老师，5年前因为糖尿病并发症脑梗塞遗留左下肢瘫痪，生活不能完全自理。最近自己在家监测血压，总是越测越高，但自己并没有不舒服的症状，可是老人家不放心，生怕自己再次脑血管病并发症发作，因此经常大半夜去急诊。可每次去了急诊，大夫给他量完血压又说并无大碍，要他回家观察。

原来老人家是过分担心了，他平时的血压控制得还不错。晚上自己测量血压，一次比一次高，越紧张，血压越高。

后来经过医生耐心解释，并且给上抗焦虑的药物治疗，高老师的血压终于渐趋平稳。

## 情绪有问题，也能引发身体症状

李阿姨和高老师的案例说明，他们的不适症状或焦虑情绪并不是"真正"的躯体疾病引起的，而是一种心身疾病，即"躯体形式障碍"。

躯体形式障碍是一种以持久担心或相信各种躯体症状的优势观念为特征的神经症。目前确切病因尚不明，有家族聚集性，可以受到遗传、环境因素或两者共同的影响，患者往往伴有焦虑或抑郁情绪。患者因这些症状反复就医，各种医学检查的阴性结果医生的解释均不能打消他的疑虑。即使有时患者确实存在某种躯体疾病，但其严重程度并不足以解释患者的痛苦与焦虑。

躯体形式障碍临床表现多样，往往表现为多种、反复出现、经常变化的躯体不适症状，可涉及身体的任何部位或器官：

● 消化系统（"胃神经症"和"神经性腹泻"）如腹胀、腹痛、腹泻、打嗝、反酸、恶心、呕吐等；

● 心血管系统（"心脏神经症"）如头晕头胀、心慌、气短、胸闷等；

● 呼吸系统（心因性过度换气和咳嗽）如频繁咳嗽、憋气等；

● 皮肤感觉异常如烧灼感、疼痛、痒、麻木、蚁走感等；

● 性和月经方面的症状。

症状常导致患者反复就医，但各种医学检查不能证实有任何器质性病变，无法解释其躯体症状。

## 躯体形式障碍，采取综合性治疗

心理治疗：该病属于常见的心理疾患，良好的医患关系是治疗的基础。患者通过自己信任医师的诊查，排除可能的躯体疾病，使其确信其症状不会是严重躯体疾病的表现，尤其是在经常去看医生并不断接受医生积极的心理暗示，患者有可能很快缓解，甚至使症状消失。如果症状不能有效缓解，建议患者去专业的精神心理科进一步检查和治疗。

对症药物治疗：对伴有明显焦虑、抑郁病症状者，可予适当的抗焦虑剂、抗抑郁剂治疗；针对某些躯体疾病，可予相应的内科药物治疗。

户外活动：适当合理的户外运动可以改善心理状态，使人精神饱满、体力充沛。运动形式是多样的，如气功、瑜伽、爬山、快走、骑车等，运动要动静结合、因人而异、循序渐进、持之以恒。只要人们养成稳定、规律的活动习惯，增强体质，就可以减少对疾病的疑虑和担心。

家庭社会支持：人生活在社会之中就要互相交往、互相依赖。可以参加各种兴趣班、老年大学等，结识新朋友。家人也要多给患者信心和关心，使其保持愉快的心情和有被重视的感觉，这对缓解病情有很大帮助。

总之，咱们对自己的身体健康既要适当重视，不能讳疾忌医，有什么不适，要及时去医院治疗，要相信医生的专业判断；但也不要杯弓蛇影，随意猜疑，给自己和家人带来沉重的负担。

只要咱们保持积极乐观的人生态度，多参加有益身心的活动，与亲友保持良好的互动，就能远离"躯体形式障碍"的魔咒。

## 心病，还是"心病"？

文/郑途遐

患有糖尿病多年的刘阿姨最近心慌、胸闷得厉害，一到晚上尤其明显。她听说糖尿病最常见的并发症就是"冠心病"，但是每次去医院做心电图、查心肌酶、心脏超声，却并没有发现啥异常。医生给她开了点养心护心的中成药，可是刘阿姨服用过之后，这些症状却不见一点儿改善。

这天，刘阿姨找我常规取糖尿病药物的时候，又说起了自己的症状，让我再给看看到底是怎么回事。我详细询问了她的情况，并安排她进一步完善24小时动态心电图和运动平板试验。

几天后，刘阿姨拿着动态心电图的报告忧心忡忡地找到了我："郑大夫，还是您厉害啊！我查了百度，他们都说症状不发作的时候做心电图是看不出问题来的。您看您让我戴的这个24小时心电图果然有用，我晚上不舒服的时候就能发现问题，瞧我这个早搏100多次呢。我就说嘛，我心脏肯定是有问题的，不然怎么能老这么难受呢，您快帮我好好治疗一下。"

我仔细阅读了她的检查结果，心率还不错，也没有看到动态ST-T改变，虽然有一些房性早搏，但是并没有看到多形性的恶性心律失常，最关键的是，她说晚上难受的那个时候，心电图记录的并没有什么异常，而且运动平板试验也是阴性的。难道刘阿姨的不适症状不是"冠心病"而是心因性的"心病"引起的？

我经过仔细询问得知，原来刘阿姨的妹妹一个多月前因为急性心梗夜间猝死了。刘阿姨联想到"冠心病"具有家族遗传性，而自己又合并糖尿病的高危因素，总担心会步妹妹的后尘，尤其是一到晚上夜深人静的时候，越发觉得心脏难受，越难受就越睡不着，越睡不着就越胡思乱想，形成了一个恶性循环。

我告诉刘阿姨，心律失常虽然是心血管病中最常见的症状，但也见于不少健康的正常人或者植物神经功能失调（又叫神经官能症）患者中，因此，发现有了心律失常并不意味着得了器质性心脏病。妹妹猝死的突发事件使她产生焦虑、失眠的情绪反应也是非常正常的。刘阿姨目前各方面的检查都没有发现心脏器质性的病变，那么很有可能就是突发事件的心理应激反应导致的自主神经系统功能的紊乱和失调所致。

我给刘阿姨开了一些缓解焦虑和改善睡眠的药物，并且给她进行了一些心理疏导，等到再一次取药的时候，刘阿姨一个劲儿夸我是神医，药到病除。

像刘阿姨这样的例子平时并不少见。人们往往重视心脏方面的问题，却忽视了这些症状背后的心理因素。那么，如何判断自己的感觉不适是出现了器质性的病变，还是神经官能症呢？

首先，要去专科医院排除器质性病变的可能。如果没有器质性病变，但各种症状还存在，就要考虑情绪和心理问题了。

其次，了解情绪的作用。积极的情绪，包括愉快的、兴奋的情绪，会让人身体感觉到轻松愉悦、充满活力；而恐惧、焦虑、失望等负面的情绪，可以给身体带来不适和沉重。

再次，要对我们自己的身心状况有清晰的了解和认知。有了这些"自知之明"，在情绪和心理困扰爆发之前，就可能及时觉察自己的内心状态，从而做出有效的自我情绪疏导和调整，避免自主神经功能严重紊乱的结果。

总之，心因性疾病正是"身心一体"的体现。内心情绪调节的失衡，就可能引发相应的不适症状，虽然并非器质性病变，却依然可能给自己和家人带来不便和痛苦。因此，了解自己的身心状态，了解心因性疾病的普遍性，学习调节自己情绪的知识与能力，对我们的身心健康来说，都是至关重要的。

## 一紧张就想上厕所？3步帮你应对"情绪化"的肠道

文/郑迩遐

民间有句俗话，"73、84，阎王不叫自己去"。84岁的糖友李大爷怀疑，自己今年是不是要应了这句话？

最近一个月，李大爷莫名其妙发热，查来查去发现得了前列腺癌。为了不让李大爷忧心，家里人不敢说实话，只是告诉他前列腺长了个良性的瘤子，不需要手术。

李大爷心里却犯嘀咕，难道自己6年前得的直肠癌复发了？要不然怎么会动不动就腹泻，经常一天七八次水泻，一泻就是好几周；各种止泻药吃遍了也不管用。这么一想，李大爷天天更是紧张得坐卧不安，腹泻更严重了。而且频繁的腹泻、睡眠不好、紧张焦虑更是让李大爷的血糖就像过山车一样忽高忽低。

80多岁老年人哪受得了这样的折腾？！家里人赶紧带着李大爷看消化内科。医生化验了大便常规、复查了腹部增强CT和肠镜，考虑"胃肠功能紊乱"，反复告诉老爷子胃肠道没有啥大毛病，回去多喝酸奶、补充益生菌就好了。

医生这么一安慰，李大爷当天回去就止泻了。医生一句话的效果简直立竿见影，比药还管用。此后，李大爷虽然也有间断腹泻，但再也没有出现过长期和严重腹泻了。

### 胃肠道是我们情绪的"晴雨表"

你有没有过"一紧张就想上厕所、一生气就吃不下饭"的经历？

其实，胃肠道也被认为是最能表达情绪的器官，心理上的点滴波动它都能未卜先知。为什么这么说呢？这跟我们的内分泌系统大有关系。

每当我们悲伤、低落、忧愁、沮丧时，胃肠道功能就会发生明显变化。在情绪刺激下，身体内分泌系统发生紊乱，就会让胃肠蠕动或加快或减慢、消化液分泌或增加或减少，导致消化能力或大为下降或过分亢进，从而引起腹胀、便秘或腹泻等种种症状。

像这样胃肠道的功能改变，却没有器质性病变的问题，医学上叫做"胃肠功能紊乱"，又称"胃肠神经官能症"。普通的止泻、抗菌手段并不能起到很好的效果。

### "情绪化"的胃肠道，怎么拯救？

这种胃肠功能紊乱，常随情绪变化而波动，导致人们胃肠不适、出行不便，大大地降低了我们的生活质量，而且长此以往，还可能导致营养不良、神经性厌食、溃疡病等并发症。

那么，出现了这种情况，我们该如何处理呢？

首先，我们要去医院就诊，做一些必要的检查，排除胃肠道器质性的病变。

其次，可以通过改变行为、对症处理和精神调适等方式，调整胃肠道功能。

行为改变包括：生活起居有规律，适当参加体育锻炼，注意饮食卫生，尽量少吃刺激性食品，更不能饮酒和吸烟。

传统的对症处理包括：营养支持、镇静安眠、解痉止痛、助消化、调节胃肠道菌群等综合疗法。

最重要的是，可以采用心理治疗，其方法一般是解释、安慰、疏导、分析、认识、积极暗示和情绪转移，让患者真正认识病情、主动调节情绪、消除思想顾虑，提高疾病治愈信心。对具有明显精神症状的患者，必要时可给予抗焦虑抑郁的药物，往往能得到很好的效果。

因此，作为情绪"晴雨表"的胃肠道，我们除了注意饮食卫生，更重要的还要注意精神卫生，细心呵护，才能与它相安无事。


## 糖友的抗癌明星

文/郑途遐

当今社会国泰民安，人们生活越来越好，寿命越来越高，但是由于环境污染的加剧、生活节奏的加快，我们身边的癌症患者越来越多。而糖友更是肿瘤的高危人群，由于肥胖、高胰岛素血症等因素，导致某些肿瘤的发病风险增多。随着医学科学的发展，人们对癌症的发生和发展有了更深入的认识，拥有了更先进的治疗手段，使得越来越多的癌症患者能够带瘤生存。癌症也像高血压、糖尿病一样，成为了一种慢性病，控制好了，也可以像正常人一样工作、生活。所以糖友们完全不必"谈癌色变"。下面我给大家讲讲几位我认识的糖友中的抗癌明星，分享一下他们的抗癌心路。

李大姐今年65岁，患糖尿病10年，但目前还在返聘工作，最让我难以置信的是她居然是一位有着30多年病龄的乳腺癌患者。

故事还得从35年前的那个夏天说起，一次洗澡中，李大姐无意之间摸到自己的乳房外侧有一个小包块，推动困难，还没有压痛。由于略懂一些医学常识，她隐隐觉得事情不妙，立即去医院进行了一系列的检查，结果出来了，乳腺癌伴有淋巴结转移，属于三期肿瘤，那会儿还没有靶向治疗，只能进行传统的手术和放化疗，这样的病情当时的五年生存率也不过20%。望着刚刚一岁还在蹒跚学步的儿子，听着他稚嫩的小嗓音一声声的叫着"妈妈"，李大姐不禁潸然泪下，不知道自己还能享受多久这样的亲子时光。她想着如果自己哪天撒手人寰，孩子没了亲妈该多可怜，父母也难以承受白发人送黑发人的悲伤。她伤心、沮丧，诅咒这病魔，自己经常与人为善，为何老天要这样惩罚她，她甚至想到了如果万一到了肿瘤全身转移无可救药的地步，该怎样结束自己的生命才能不拖累家人。可是只要自己还活着，那就是希望，那就要去尝试，她渐渐地面对了这个现实，按照医生给她制定的治疗方案一步步实施。由于局部淋巴结转移，她必须行一侧乳房全切加腋窝淋巴结清扫，年轻轻就没了一侧乳房，美观还是其次，即便这样也未必能痊愈，术后还要进行2次放疗和6次化疗。放化疗是非常痛苦的，脱发失眠、恶心呕吐、食欲下降，那会儿整个人就跟承受酷刑一样，好在她挺过来了。后来经人介绍，她又找了一位老中医，吃了八年汤药。

我很惊讶，问道："那后来呢？后来这20多年呢？"因为据我所知，如果有淋巴结转移的话，复发的风险是很高的。

她用万分庆幸的语气说道："后来我就是每年定期复查，监测肿瘤标志物和超声、胸片，居然没有复发。当年和我同病房的那些病友们都死了，就连给我看病的那个老中医都不在了，只有我还活着，不仅活着，还能像正常人一样工作、生活。你说我是不是个奇迹。"

58岁的郑老师是一个典型的A型性格的工作狂，快要退休的年纪了，还对自己要求极高，做事雷厉风行，每天都把工作日程排得满满的，每年的先进都少不了他的份儿。他患有糖尿病，每月都定期找我报到开药，渐渐地我们也熟悉了起来。每次翻看他的血糖记录本和病历资料，他都很是得意，因为他的血糖控制得和他的工作一样出色，他的病历资料也和他的教案整理得一样漂亮。

翻看他的病历资料我才得知原来他患有"多发性骨髓瘤"已经5年了，要知道，这是一种恶性度较高的"血液肿瘤"——骨髓中的恶性浆细胞异常克隆，会导致患者有多发性溶骨性损害、高钙血症、贫血、肾脏损害。由于正常免疫球蛋白的生成受抑，还容易出现各种细菌性感染。

我问他："您是怎么查出来的呢？"

他告诉我，他把工作中的认真劲儿也用到了对自己的健康的关注中。在定期体检时，他发现自己的红细胞逐渐减少，开始他以为是自己控糖太严格，营养不良导致的，最后白细胞和血小板居然也开始减少了。虽然没有任何身体的不适，他也本着追根究底的精神开始了对原因的追查，最后在北大医院血液科经过一系列的检查，被确诊为

"多发性骨髓瘤"。他立即查阅书籍，得知了这是一种血液恶性肿瘤，预后不好。为此，他失眠了好几宿，甚至连遗嘱都写好了，就怕万一自己有个三长两短，来不及交代。那段时间他很沮丧、失望，想着自己三年自然灾害熬过来了，上山下乡挺过来了，好日子没过几年，就得了个啥都不敢吃的糖尿病，现在又多了个听都没听说过的"多发性骨髓瘤"。老伴和闺女觉出了他的情绪变化，老伴对他更加关心，嘘寒问暖；女儿更是拿着他的检查结果咨询了多位血液科的专家，告诉他现在是极早期，也有很多年不发展的。慢慢地他开始积极面对。

我说："多亏了您自己细心啊，才能这么早就查出病情。您现在看起来精神状态这么好，检查指标也都还不错呢，都怎么治疗的啊？"

他微微一笑，说道："说了您都不信，我啥药都没吃，医生说，我现在情况很稳定，极早期，不需要化疗，只需每月复查，密切监测，一旦病情变化再上化疗药物也来得及。我现在也看开了，与其天天说狼来了，狼来了，谁知道狼哪天来呢？还不如好好享受当下的生活，趁现在胳膊腿有劲，四处走走，享受不一样的美景，了解各地的风土人情，尝遍人间的美味，即便要我现在死了也值得了。"

看着他豁达的笑容，我也打心底里为他的心态喝彩。

总结一下这些病友的抗癌心路历程，他们都经历了从刚得知病情，觉得晴天霹雳，沮丧、恐惧；到积极了解疾病，知己知彼，配合治疗，定期复查；最后与病魔和谐共存，乐享人生的一个过程。

那么我们在生活中如果遇到了癌症，该如何应对呢？

首先，保持稳定乐观的情绪：积极的心态非常重要，这叫战略上藐视。消除紧张、恐惧、失望、悲观等不良情绪。以乐观豁达的心境，正视现实，增强身心两方面的稳定和平衡，尽量使情绪不受或少受外界影响。多参加娱乐、锻炼、旅游和社会交往，在自己喜好的活动中发现自我价值，参加适合自己体力的锻炼，多与朋友及病友接触，相互激励，宣泄不良情绪，一起与癌症做斗争。

生活要规律：改掉以前不良的生活习惯，建立良好的生活规律，每天的起床、就寝、户外活动、服药、锻炼、娱乐、饮食安排、休息等要订好计划，使之形成规律，使体内各系统功能适应规律性的变化，避免过度紧张和疲劳。生活规律有助于防病治病和康复。

注意合理饮食：要经常吃富含维生素、纤维素、蛋白质及有利毒物排泄的食物，要讲究合理，强调均衡，荤素搭配，粗细混食，不能笼统机械地说要吃什么，苛刻控制什么不能吃，也不能强求过多的蛋白质、脂肪等。

保持适当的运动：生命在于运动。必须坚持适量的运动，以活动肢体、放松心情、呼吸新鲜空气为主，在亲人的陪同下，可以在公园散步、打太极拳等，时间不宜过长，动作不宜太剧烈，应以不感到劳累为限度。

增强自我保护意识：癌症患者免疫力低下，极容易受到细菌、病毒的侵袭，稍有不慎便会外感风寒而致感冒、肺炎等病症，或饮食不当造成肠炎、痢疾等疾病。一定要注意气候的冷暖、室内外的温差、食物的清洁卫生等，努力避免各种感染的发生，一有不适及时求医就治。

避免过度疲劳：有的癌症患者为了早日康复会有意加大运动量；或一门心思干好工作，把损失的时间补回来，拼命工作。这固然是积极向上的一面，但过度劳心伤神，过度劳累疲乏，会导致机体免疫功能降低，从而使病情恶化，其结果会适得其反，使刚刚恢复的身体再次垮下来。所以为了更好地、更久地生活和工作，还应量力而行，不可勉强从事。

定期体检非常重要：癌症在其早期往往没有任何症状，眼看手摸根本无法察觉。如果我们能够在生活中重视定期体检，就能了解自己的身体运行状况，制定个性化的健康管理方案；一旦发现异常的蛛丝马迹，不要掉以轻心，要继续追查，做到"早发现、早诊断、早治疗"，将癌细胞扼杀在摇篮里。

积极配合治疗，遵医嘱执行：要和医生共同协商，权衡利弊，制定最有利于自己的治疗方案，并按计划实施。这叫战术上重视。治疗中有任何不适都要随时和主治医师沟通，及时调整。治疗结束后更要定期复查，密切监测，一有风吹草动也能迅速反应，积极应对。

总之，癌症不再是让人闻风丧胆的不治之症。很多人都能带瘤生存，有些甚至与常人无异，只要大家积极做到以上几点，一定能笑对病魔，乐享人生。

## 糖友亲身经历：治疗冠心病、哮喘、止痛，生理盐水效用神奇

文/郑迩遐

82岁的糖友老姜，因为股骨头骨折长期卧床，生活不能自理，成了医院住院部的常客。

他住院的时候有个特点，一到傍晚6点前后，就开始诉说自己胸闷、气短，一遍一遍地按呼叫铃，整个楼道都回荡着他中气十足的呼唤"大夫、护士、我憋气……"

医护人员都习以为常了，每次过去查看，他的心电图、血压、血糖、心率都很正常，听诊肺部也没有哮鸣音。医护人员告诉老姜，情况很好，没有问题。但他就是不接受、不相信，强烈要求输喘定（二羟丙茶碱，一种解除支气管痉挛的药物），并且声称自己以前每次犯这个毛病都是用了喘定就好转的。

于是医护人员给他输了一袋生理盐水，并告诉他这就是喘定。果然，5分钟之后，老爷子的不适症状立刻缓解了。此后，老姜每天早晚各输注一袋生理盐水，再也不说憋气了。

时奶奶的儿女因为工作忙，不能经常在身边照顾她，保姆换了一茬又一茬，始终找不到一个称心如意的。

时奶奶因为患糖尿病多年，泌尿系统经常反复感染发作。她一感觉尿频、尿急、尿烧灼感就自己服用抗生素利复星来缓解病情。住院时，时奶奶经常会觉得胸闷、憋气，会要求给她输硝酸甘油缓解症状，她虽然不识字，但知道硝酸甘油这个药物是需要棕色输液器避光输注的。

所以，每次她提出这样的要求，但是实际上心电图、心肌酶又完全正常的情况下，医护人员只好用棕色袋给她挂上一袋盐水，慢慢地输注，因为硝酸甘油也是避光缓慢输注的。她的胸闷症状也能很好地得到缓解。

老卢患有慢性胰腺炎，时不时会出现腹胀、腹疼的症状，这次因为糖尿病血糖控制不好住院的。

某天，老卢诉说自己腹疼难忍，查体右上腹胆囊点还真有压痛和反跳痛，可是做了腹部超声、血尿常规、血尿淀粉酶等一系列检查，都没有发现什么问题。吃了止疼片也不管用，于是老卢强烈要求打吗啡。

最后医生给他注射了生理盐水，并且告诉他这就是止疼的吗啡。奇迹出现了，不到十分钟，他的腹疼症状就得到了缓解。

生理盐水真的有这么神奇的效果么？能治疗冠心病、哮喘、止疼……简直是包治百病的万金油啊！

## 神奇的不是生理盐水，而是患者心理

其实不然，这只是一种特别常见的心理现象——"安慰剂效应"，又名伪药效应、假药效应、非特定效应。"安慰剂效应"是指患者虽然获得无效的治疗，但却"预料"或"相信"治疗有效，而让病患症状得到舒缓的现象，本质上属于暗示效应。

产生安慰剂效应的心理和生理机制相当复杂，目前还没有得到很好的了解。一些科学家认为，这是大脑在紧张时释放的内啡肽等缓解疼痛的吗啡类化学物质所起的作用。另外一些科学家则认为，这是某种形式的条件反射作用。不论产生安慰剂效应是哪种机制，精神作用无疑是非常关键的。

那么哪些人容易产生"安慰剂效应"呢？一是容易受暗示的人，这些人的人格特点包括喜与人交往、有依赖性、易受暗示、自信心不足、喜欢注意自身的各种生理变化和不适感；二是容易受暗示的心理疾病，如癔症、强迫症、一些恐怖症、焦虑症、疑病症和神经质。如果两者同时具备，"安慰剂"就更容易产生疗效。服用安慰剂"药物"的人相信那是真实的药物，因而果然能体验到疼痛或其他症状的显著减轻，尽管安慰剂并没有什么生物化学作用。

安慰剂效应的发现使得国家规定新药必须通过临床的安慰剂对照（placebo-controlled）测试，方能获得认可。测试结果不单要证明患者对药物有反应，而且测试结果要比服用安慰剂的对照组更为有效。

药物测试必须以双盲（double-blind）方式进行：即医生及患者都不会知道该药物是不是安慰剂。因此，虽然有些人用神秘魔术、巫术、水蛭放血、拜药王庙、仙丹等乱七八糟的疗法也管用，但和现代药物或者医学疗法有着本质的区别。因为前者并没有去除安慰剂效应，而后者排除了安慰剂效应的影响后，仍然被证明有效。

安慰剂效应是一种非常强有力的心理现象，能使至少1/3甚至更多的患者病症显著改善。安慰剂药物和安慰剂医疗过程已证明对一大批病症有效，包括长期性病痛、高血压、心绞痛、抑郁、精神分裂症甚至癌症。

我们知道，安慰剂效应在患者群体中更容易出现，但也正由于患者有此心理特点，才使江湖医生和巫医术士得以有活动市场，施展其术。因此，大家应认识和了解安慰剂效应，才能在纷繁复杂的各种理疗保健品的宣传中保持清醒的头脑，避免上当受骗。当然，医疗人员如果掌握好了安慰剂这把双刃剑，在治疗的同时加上适当的心理暗示，能大大提高疗效，达到事半功倍的效果。

## 血糖控制不理想的心理社会因素 文/韩金祥

我们都知道，对于糖尿患者来说，控制血糖是首要的治疗目标，如果在"七驾马车"的驱动下，血糖控制良好的话，患者能够和其他人一样享受正常人的生活。然而在实际生活中，有的患者经过系统治疗后，血糖控制仍然不理想，这到底是怎么回事呢？难道是大夫的医疗水平太差？

不久前，张女士在单位组织的体检时发现血糖升高，空腹血糖达到了7.5mmol/L。经过内分泌科大夫的悉心治疗，血糖逐渐下降至正常水平。但是没过多久，张女士的血糖又出现了反复。于是张女士怀疑大夫水平不高，选择了一家三级医院就诊，可奇怪的是，无论大夫用什么办法，张女士的血糖就是控制得不理想，经常出现反复波动的现象。同时出现了过分担心、害怕、失眠、情绪低落等症状，甚至和家人的关系也出现了危机，常常与丈夫生气，认为丈夫不关心自己，并吵闹着要与丈夫离婚。在朋友的介绍下，张女士来到心理科就诊，心理科医生通过仔细询问张女士的现病史、既往病史以及用药情况，又查阅了张女士的辅助化验检查后，并没有对当前张女士的治疗方案做出评价，而是给张女士做出了心身疾病的诊断。并告知张女士，她目前处于心理应激状态，需要通过心理治疗才能得到缓解，经过几次心理治疗后，张女士的心情慢慢好转，血糖逐渐恢复了正常。

像张女士这样的心身疾病患者在临床中并不少见，主要表现形式是反复就医，反复更换医疗机构和临床医生，治疗效果一直不理想，同时伴有生活习惯、兴趣爱好及人际关系的改变。患者对此缺乏自知力，认为自己出现担心、情绪低落只是担心自身的疾病，属于正常现象，而不到心理科或者精神科就诊。

通常情况下，一个人患病后，会展现出不同的心身互动模式，因此，在治疗过程中，要关注患者的心理、社会因素。首次要询问患者对刚刚发现的疾病是如何认识的，如果出现灾难化的认知或者过分的担心，要及时给予干预。再有询问患者人际关系和家庭关系如何，周围人对其患病的反应与患者自身对疾病的反应是否一致，家人对患者的关注和支持是否及时。最后帮助患者分析自己的人格特点，并理清患者的人格特点与周围人与事件的关系，认识其自身的心身互动模式。发现问题后，临床医生要及时进行共情、疏导，必要时转诊至专业的心理科就诊。

## 稳压先稳心——浅谈心理因素对血压的影响

文/肖存利

高血压是一种常见的老年慢性病，很多糖友如同"黄鼠狼专咬病鸭子"一样合并该病，让综合控制达标又增加了一定难度。同时，老年人年纪增大，体力和年轻时相较必然有了很大的下降，当我们察觉自己虚弱时，就会增加对外界的依赖，尤其是对权威人士的依赖。而高血压必须长期靠药物稳定血压，控制不良会导致多脏器的损坏，因此高血压病的老人大部分都很关注自己的血压，也对长期帮助自己调药的医生非常依赖。当然，一方面这可以帮助老人坚持对血压的治疗，但另一方面，假如过于依赖外界因素，就可能因为外界的变化导致血压明显波动，这种情况大家就要警惕了，要调整我们对于血压治疗的误区及减少我们的依赖心理。

几年前的一次内科会诊中，笔者遇到这样的案例：患者75岁，男性，丧偶5年，独居，高级知识分子，有一个儿子在国外，患高血压15年，自述为难治性高血压，一直联合应用降压药物治疗，会诊原因是睡眠差。患者入院16天，医生联合多种降压药物，但血压仍然不稳定，忽高忽低，此患者性格内向、敏感，非常在意自己的身体状况。会诊时发现患者的血压与调整降压药物之间相关性不大，但发现一个非常奇怪的现象，患者的测量单记录的清晨血压波动较大，入院第七天和第十三天清晨血压正常（每六天出现一个血压正常现象），其他时间的血压均明显高于正常，玄机就在这里，此患者的主管医生医生也是每六天一个夜班，他的值班时间和患者的血压波动规律非常契合。主管医生描述患者睡眠正常，但患者坚持诉睡眠差，心烦，对疾病没有信心，严重时会想到自杀，但没有具体想法。

这是一个非常典型的心理因素引起血压变化的案例。在临床中，此类情形不胜枚举。此病例的特点，一是患者表现出非常明显的对于主管医生的信任感，只有主管医生在时才有安全感，才能踏实睡觉。主管医生不在，患者对于诊疗团中其他队的人员虽然没有直接表示不信任，但睡眠行为已经一览无遗的表露出来。二是患者似乎对调整降压药物不敏感，具体表现在医生调整多种药物，但降压效果不明显。三是有心理卫生问题，表现出睡眠差，心烦等不适表现。四是家庭支持不良，缺少亲密关系，没有更多的社会支持。五是主管医生亲和力很强，能直接抓住患者的心理核心问题，使患者产生安全感。

老年人身体处于缓慢衰老过程中，由年轻时的独立自强，到老年时的需要关照，同时心理也会发生一些变化，出现对环境敏感性增强，尤其是希望他信任的人员出现在周围。就像我们在幼年时需要一个全能母亲，给我们提供一个安全的环境，包括更换尿布、饮食、不适等，在幼年的世界中母亲似乎无所不能，像保护神一样给我们安全感。当人在衰老时，进入老年角色，再次需要或者渴望这样的全能保护神在周围出现来保护我们。但此患者的全能保护者，在弱化的社会关系中已经不知找何人的情况下，主管医生填补了患者心理的空缺，暂时充当患者的全能保护神，从心理上支持患者。

还有一些心理学的解释是这样的：这些老人相对比较孤独，大多数较少参加社会活动，但大脑一刻也不能停止活动，就会出现寻找一些事情打发时间，自身的不适感是最容易被发现并且固化的，在自我暗示的情况下，不断强化，也会出现担心、紧张等不适。

此类患者我们提出的建议是：

患者本人可以增加或者培养一些兴趣，将自己的生活安排得丰富多彩一点，如参加锻炼身体、看书、唱歌等活动。同时，也可以寻找机会去参加一些交友活动，如义工组织，志愿者协会、兴趣小组等，让别人需要自己，发挥余热，使自己的身心更加愉悦，心灵得到绽放，完成自己曾经的遗憾。对自己定一些计划，促使自己去完成。

总之，此类患者应适度减少对自己的关注，增加对外界的关注度。但身体有严重不适时，还是应该去就诊的。

患者的陪伴者应鼓励患者去参加社会活动，为患者创造一些社交机会，促进患者认识各类朋友，尤其是一些新朋友，使患者有一些新鲜感和好奇心；交给患者一些新的时尚沟通工具，如使用手机、电脑进行聊天等，为患者的生活建立虚拟联系。给患者布置一些任务，让其产生被需要的感觉，如做饭、买菜、甚至让其做一些难度较大的手工作品等。中国有句古话"人活的是精气神"，其实在这些老人出现自卑心理的情况下，陪伴者需要帮忙建立的就是找回这种精气神，找回被需要感，找回自信，获得对周围的掌控感。

陪伴者还关注患者的身体状态，尤其是一些异常信号，如出现面色不好、走路不稳、嗜睡等问题要及时就医。

因此，就像血糖波动有心理因素参与一样，血压也是一个与情绪心理关系非常密切的心身疾病，"稳糖先稳心、稳压先稳心"，我们在调整用药的时候，千万也不要忘了心理健康和心理支持同样重要。

# 第八章

# 综合防控　全面达标

## 这些数字中蕴藏着健康的秘密

文/郑途逊

在这个大数据的时代，数字无时无刻不充斥在我们的日常生活之中，理财需要数字，消费需要数字，工作总结需要数字。读懂数字，灵活运用数字，已经成为人们必备的本领之一。其实糖友们健康生活也蕴藏着许多数字密码，且听我一一道来。

关于血糖：5-6-7-8-10

5678的含义有两个，第一个含义是早筛查、早诊断：正常人血糖标准为空腹5.6mmol/L，餐后2小时7.8mmol/L，超过这个就需要OGTT试验筛查糖尿病；第二个含义是全面管理、降糖达标：5驾马车综合防控让糖友达到空腹血糖6mmol/L，糖化血红蛋白7％，餐后2小时血糖8mmol/L。

老年人或合并严重并发症的糖友们血糖应适当放宽些，一般空腹血糖控制在8mmol/L，餐后2小时血糖要控制在10mmol/L左右，糖化血红蛋白小于8％即可。

关于血脂：2.6-1.8-1.5

糖友们的血脂控制目标：低密度脂蛋白胆固醇（LDL-C）应在2.6mmol/L以下；如果合并了冠心病或者脑血管病的糖友，LDL-C控制目标则是1.8mmol/L以下；甘油三酯（TG）应控制在1.5mmol/L以下。如果饮食运动不能达标，则需要加用药物。严格的血脂控制能大大降低糖尿病心脑血管、动脉硬化等并发症的风险。

关于血压：130/80-140/80-150/90

最新版《中国2型糖尿病防治指南》指出，糖友们的血压控制目标为小于140/80mmHg。但是，如果您还合并了肾脏疾病，血压控制则应相对严格，应该小于130/80mmHg。如果您是老年人，或合并了脑血管病、颈动脉狭窄，那么血压控制标准可相对放宽，小于150/90mmHg即可。

关于尿酸：5-6-7-8-9

随着人们生活方式的改变，高尿酸血症就像一个隐形的杀手，侵蚀着我们的关节、血管、肾脏……正常饮食情况下，非同日两次检测，不分性别、年龄，血尿酸水平超过7mg/dl，即为高尿酸血症。

哪些人需要降尿酸？一个口诀就搞定：（1）合并肾脏损害者应以5mg/dl为最终治疗目标；（2）对于血尿酸值处于7mg/dl-9mg/dl的患者，应以6mg/dl为初级治疗目标；（3）以尿酸值在7mg/dl作为治疗基准，若尿酸值在8mg/dl并合心血管危险因素，应开始降尿酸治疗；（4）若尿酸值处于9ml/dl或更高，则必须降尿酸治疗。

高尿酸血症的治疗目标：（1）尿酸的目标值应持续低于360μmol/L（约6mg/dl）；（2）对于严重痛风（痛风石、慢性痛风关节炎，频繁发作）者，目标值应低于300μmol/L（约5mg/dl），以有助于尿酸盐晶体的快速溶解。值得注意的是，血尿酸因有抗氧化的作用，也不能一味降得太低，不建议尿酸水平低于180μmol/L（约3mg/dl）。

关于饮食：1-2-3-4-5-6

每天至少1斤蔬菜。以绿叶蔬菜为主，多吃深色蔬菜；土豆、山药等根茎类蔬菜则不宜过量食用，如食用可适当减少主食；木耳等菌类也有较高营养价值；建议不同种类蔬菜交替着吃。

每餐主食干重不超过2两。可以粗粮细粮混合吃，但总量不超过2两。粗粮吸收慢，有利于餐后血糖的控制；最好不喝粥，因为粥能较快吸收，易使餐后血糖过高。可以根据个人的体重和活动量，每餐的主食量也不尽相同，可稍有增减，具体吃多少还应结合自己的血糖情况咨询医师。

每天植物油 3汤勺（约20克）。油脂提供的热量多，血糖升得高，持续时间也长。含脂肪多的如花生、核桃、松子、腰果、芝麻等食物不能当零食吃。不吃肥肉、动物内脏、动物油（猪大油），蛋黄每天最多吃1个。建议各种植物油替换着吃，营养会更加全面。

每天可吃不超过4两的低糖水果。水果虽然含糖，但不应成为糖友的禁区。水果中含有的丰富膳食纤维、矿物质和多种维生素，是糖友每日所需营养的一个健康的来源，同时也可补充水分。水果食用不宜过量，一般认为含糖量相对较低的水果（如苹果、柚子等）每天吃4两左右较为合适，种类可多样，同时注意计入当天的总热量。建议在下一餐前1～2小时吃水果，可作为加餐。

每天可吃5份蛋白质。这包括1个鸡蛋、1袋奶、1两瘦肉、1两鱼、1两豆制品。注意并不要求每天同时吃到这5类食物，根据个人不同情况食用其中一种或几种即可，需要注意总热量的控制。对于存在高尿酸、痛风或糖尿病肾病等情况的患者来说，应一定程度上减少蛋白质的摄入量。

每天食盐不超过6克。6克食盐相当于矿泉水瓶盖一盖，食盐过多易加重高血压，加重肾脏负担。

每天至少饮7杯水（一杯水不少于250ml），多饮水有助于改善血液循环，降低血液粘稠度，促进代谢废物排除。有些糖友有多尿的症状，为了减少排尿会控制饮水量，这并不可取。即使糖友有多尿症状，也还是应该尽量多喝水，虽然总跑厕所有点麻烦，但也正好可以避免久坐、稍微增加活动量，是有一定好处的。

关于运动：30-60-90

糖尿病患者运动的最佳时机是饭后的60～90分钟（从吃饭第一口开始计时）。为什么这么说呢？因为饭后60分钟内正是人体吸收的最高峰，这时候的血液大部分都跑到胃肠道去了，这时运动会有胃肠不舒服。大家都知道的，饭后去跑步什么的肚子都会有点痛。所以，饭后60～90分钟运动一般来说对人身体影响较小，胃肠道的血液循环也减少了。另外，这时候运动也不容易引起低血糖。

建议糖友们可以选择一些如快走、慢跑、太极等有氧运动，每次运动时间30～60分钟，运动不宜过于剧烈，以运动完之后感觉有点发热、微微出汗、略有气喘为宜。

关于BMI：18.5-22-24-28

BMI指数，即身体质量指数，是目前国际上常用的衡量人体胖瘦程度以及是否健康的一个标准。体质指数（BMI）=体重（kg）÷身高（m）$^2$。在我国，正常的BMI是在18.5～23.9之间，大于24叫超重，大于28叫肥胖。体重指数增高，冠心病和脑卒中发病率也会随之上升，一旦体重指数达到或超过24时，患高血压、糖尿病、冠心病和血脂异常等严重危害健康的疾病会显著增加。但是，也有研究表明，BMI指数在22～24之间的人群（看起来微胖的人）寿命会更长哦。

关于健康生活观念：5-1-2-5

"5125"谐音为"我要爱我"的健康理念，每天给自己留5分钟发呆时间；每天运动1小时、掌握1项运动技巧和加入1个运动社群；

每天摄入12种以上食物，每周摄入25种以上食物，做到膳食多样化。这一理念强调人们应当关注"身""心"两方面的健康，从而营造快乐、健康、积极向上的生活方式。

每天发呆5分钟：由于现在生活节奏加快、信息爆炸，咱们也需要适当给大脑放个假，发发呆。发呆时还可以搭配"腹式呼吸"：将注意力集中在腹部的肌肉上，主动地收缩或舒张腹肌，进行5~8次缓慢腹式深呼吸，不但可以减压，也可增加大脑的氧气供应。

每天运动1小时：有研究显示，糖尿病患者每天运动1小时左右，可使死亡风险和脑卒中发病风险降低约一半。因此，选择适合自己的运动方式、和朋友们互相鼓励监督、持之以恒，就一定能享受运动的乐趣。

每天摄入12种以上食物：平时饮食要尽可能的多样化，不能老盯着一样吃。只要精心搭配，12种食物是可以合理分配到一日三餐中的。如果一天能吃到12种，一周就能吃够25种食物，基本上涵盖了膳食宝塔中每一层所包含的食物种类，也就保证了人体必需的绝大多数营养物质。

关于自我管理：8-7-6-0

对于糖友们来说，1年8760个小时中，仅有6个小时能与医生面对面地沟通，余下的时间都需要独自面对疾病，因此自我管理尤为重要。糖友们通过自我管理最终实现8-7-6-0目标：即达到8个目标：包括控制血糖平稳、调理代谢平衡、预防急性并发症、延缓慢性并发症、改善个体化生活、提高生命活力、节约医疗经济资源、延长高品质寿命；实现7项达标：包括血糖达标、血压达标、体重达标、血脂达标、蛋白达标、眼底达标、生活达标；掌握6种技能：包括合理营养、积极运动、心理平衡、科学监测、戒烟限酒、实践知识；组建综合整体，包括联合医护人员、患者及患者领袖、媒体、家属携手共同进行健康管理；最终实现"提高糖友们的日常生活管理能力，提升糖友们的生活质量"这一终极目标。

亲爱的糖友们，上面的这些数字您都记住了么？不仅要记住，更要灵活掌握和运用这些数字密码，才能让咱们健康的小船越开越远！

## 年龄不同，病情不同，血糖控制目标也要因人而异

文/刘宇轩

老王和小王是一对"糖尿病父子"。在一次复诊时，父子俩测空腹血糖，老王的检测结果是8.1mmol/L，小王的检测结果是8.0mmol/L。医生说小王的血糖控制得不好，而老王的血糖控制却达标。小王表示难以理解。

医生为什么作出这样的判断呢？其实原因就很简单，糖尿病病情控制目标是因人而异的。

小王今年39岁，2个月前确诊2型糖尿病，平时工作忙，常有加班、应酬现象，经医生检查目前没有并发症和慢性病。医生给他的控制目标是：空腹血糖4.4～7.0mmol/L，餐后2小时血糖小于10.0mmol/L，糖化血红蛋白小于7%。

老王今年已经70岁了，确诊2型糖尿病已经有15年，同时合并有冠心病、高血压病、高脂血症，半年前因冠心病植入一枚冠脉支架，偶尔还有低血糖出现。所以医生建议他的控制目标是：空腹血糖7～8mmol/L、餐后2小时血糖8.0～11.0mmol/L，糖化血红蛋白小于8.0%。

在最新出版的2017年中国2型糖尿病防治指南中，血糖控制目标值：

● 空腹血糖应控制在 4.4~7.0mmol/L；

● 非空腹血糖（餐前、餐后、睡前血糖）小于10.0mmol/L；

● 糖化血红蛋白7.0%。

不同的人的控制标准和目标其实并不相同，而此次《指南》根据老年糖尿病患者的特殊性，根据老年糖友患病的临床特点、健康状况，并对其远期寿命、经济状况进行评估，大致分为三类：健康、复杂/中等程度

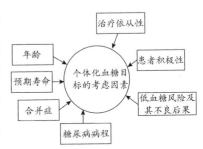

的健康、非常复杂/健康程度较差，同时也给出了相应的控制目标建议：

第一类，相对健康，指的是合并较少慢性疾病，有完整的认知和功能的患者：建议将空腹血糖或餐前血糖控制在5.0 ~ 7.2mmol/L，餐后/睡前血糖在5.0 ~ 8.3mmol/L，糖化血红蛋白小于7.5%。

第二类，合并多种并存慢性疾病如：合并高血压、冠心病，或2项以上日常活动能力受损，如卧床、行动不便，容易算错账，生活不能自理等，或轻到中度的认知功能障碍；或家庭经济能力有限，很难承受高治疗负担、容易出现低血糖、容易跌倒的患者，归属为复杂/中等程度的健康，那么我们建议将空腹血糖或餐前血糖控制在5.0 ~ 8.3mmol/L，餐后/睡前血糖在5.6 ~ 10.0mmol/L，糖化血红蛋白小于8%。

第三类，需要长期护理，慢性疾病终末期，或2项以上日常活动能力受损或轻到中度的认知功能障碍的患者，可以归属为非常复杂/健康状况较差的类型，控制标准可以放宽：空腹血糖或餐前血糖控制在5.6 ~ 10.0mmol/L，餐后/睡前血糖在6.1 ~ 11.1mmol/L，糖化血红蛋

白小于8.5%。

因此，我们强调个体化治疗，控糖目标也必须个体化。

## 发病率高3倍？糖尿病患者不可不知的冠心病知识

文/唐志学

60多岁的王老师体型偏胖，是位20多年的老糖友，目前在接受胰岛素治疗，血糖控制比较理想，空腹在6.0～8.0mmol/L，餐后在7.0～9.0mmol/L。退休前王老师是一名体育老师，退休之后依然坚持每天打篮球、跑跑步。他常说自己除了有糖尿病，身体那是杠杠的。

可是最近两个多月，王老师发现，自己在打篮球的过程中常常出现胸闷、气短，有时胸口还会出现5～10秒的针扎样疼痛。难道是运动量过大了？他自嘲"真是老不以筋骨为能，不服老不行呀"。

谁知随后的日子里，就连慢跑或干家务时，这些症状都会经常发作，这下王老师可有点害怕了。前些天，他多年的同事刘老师刚刚因为心肌梗死去世，这么一想，王老师疑心，自己不会也得心脏病了吧？

怀着忐忑的心情，王老师赶紧去了医院。医院的生化结果提示：空腹血糖6.7mmol/L↑，甘油三酯5.3mmol/L↑，总胆固醇6.4mmol/L↑，低密度脂蛋白3.12mmol/L↑；心电图提示：ST-T改变。

医生怀疑这是冠心病、心绞痛的症状，赶紧让王老师做了一个冠脉造影检查，结果让王老师惊出了一身冷汗，因为冠造结果提示冠状动脉多支病变，严重者狭窄程度达60%～70%，王老师被确诊为"冠心病、不稳定性心绞痛"。可是他怎么也想不明白，自己平时身体素质挺好的，血糖控制达标，又没有心脏病的家族史，怎么就得了冠心病呢？

## "坏"胆固醇引发冠心病

那我们就要说说关于冠心病的那些事儿了。大家都知道冠心病的发生是因为心脏的冠状动脉发生粥样硬化，导致血管狭窄、血流减少形成的。那动脉粥样硬化又是怎么回事呢？这就要说到胆固醇了，大家都知道我们平时测血脂时主要关注的就是甘油三酯、总胆固醇、高密度脂蛋白胆固醇和低密度脂蛋白胆固醇，冠心病的发生就与高密度脂蛋白和低密度脂蛋白密切相关。

我们常说：高密度脂蛋白是"好"胆固醇，因为它能将血管内多余的胆固醇运回肝脏，是血管的"清道夫"，低密度脂蛋白是"坏"胆固醇，它的含量过多时会破坏血管内皮细胞，并钻入动脉壁，沉积成动脉粥样硬化斑块，堵塞血管，引起心绞痛甚至心肌梗死，当"好"胆固醇降低、"坏"胆固醇升高，动脉粥样硬化就会加速进展啦。

说到这，大家可能会说，你这又是胆固醇又是动脉粥样硬化的，说了大半天，和王老师的糖尿病也没有1毛钱的关系呀？各位别着急，且听我慢慢讲给您听。

我国心血管疾病的泰斗胡大一教授经过多年的临床研究后，曾在《现代康复》医学杂志说过，随着现代生活水平提高，糖尿病、动脉粥样硬化和冠状动脉疾病之间的关系日益明确，糖尿病患者总死亡率的3/4是直接和冠心病有关的。

在成年糖尿病患者中，尽管对已知冠心病的危险因素如吸烟、高血压、血脂异常、肥胖等加以控制，但糖尿病并发冠心病的危险仍然是非糖尿病者的3～5倍。与一般人群相比，已知冠心病危险因素——

高血压、向心性肥胖和血脂异常更常见于糖尿病患者。

## 糖尿病是冠心病的主要危险因素

糖尿病为什么会造成血脂异常，进而进一步形成动脉粥样硬化呢？其实造成这种状态的根本所在就是高胰岛素血症和胰岛素抵抗，这是糖尿病尤其是非胰岛素依赖性糖尿病主要的代谢异常，大量的流行病学调查表明，高胰岛素血症是心血管病的一个重要的独立危险因素。

糖尿病患者在胰岛素水平调节变化过程中，逐渐出现胰岛素敏感性减低，也就是我们平常所说的胰岛素抵抗，而那些功能正常的胰岛 β 细胞会通过"加倍努力的工作"来代偿性地增加胰岛素的分泌，从而减轻组织的胰岛素抵抗、稳定血糖，这样就会造成代偿性高胰岛素血症。

高胰岛素血症和胰岛素抵抗就会引起糖尿病患者体内脂质代谢紊乱，主要表现在甘油三酯（TG）、低密度脂蛋白升高和高密度脂蛋白胆固醇（HDL-C）的降低，而且TG与血浆胰岛素水平呈正相关。也就是说胰岛素抵抗越严重，甘油三酯、"坏"胆固醇就越高，动脉粥样硬化的风险就越高，这下大家知道为什么糖尿病的患者更容易得冠心病了吧。

大量医学研究指出：糖尿病患者发生冠心病的机会是非糖尿病患者的4倍，冠心病也是糖尿病性心脏病的内容之一，也就是说，患了糖尿病后更容易并发冠心病。而且糖尿病合并冠心病时往往后者病情较重，预后较差，死亡率较高。这是因为糖尿病合并冠心病者常有多支冠状动脉粥样硬化，且狭窄程度也较重；糖尿病患者中无痛性心肌梗死多见（考虑原因可能为糖尿病引起神经病变，导致患者对疼痛感知能力降低所致），约为非糖尿病合并冠心病患者的2倍，这类患者因为心肌梗死没有胸痛，很容易误诊；糖尿病合并心肌梗死后，梗死面积一般较大，易发生严重的心功能不全、心源性休克、心脏破裂、猝死和严重心律紊乱。

得了糖尿病，可不是单纯的将血糖控制达标就万事大吉了，及早重视、合理用药、综合治疗才是万全之策！

## 做好这些预防措施，远离糖尿病足 文/孔令菲

张大爷确诊糖尿病已经快10年，一直谨遵医嘱，定期复查，定时吃药，血糖控制得非常好，没有任何并发症的发生。近日，张大爷听说一位糖友得了糖尿病足，走路都疼。联想到自己患病多年，张大爷不由心慌，急忙来到医院，咨询医生有关糖尿病足的知识。

医生告诉他要注意足部护理。首先，洗脚用温水（不超过37℃），不要泡脚；可用中性香皂洗净足部；用浅色、柔软、吸水性强的毛巾轻轻擦干，特别要注意趾缝间的皮肤不要擦破，干燥的皮肤可使用润滑乳液或营养霜；修剪趾甲应选在洗脚后，要学会正确剪趾甲的方法；切忌赤脚行走和赤脚穿凉鞋、拖鞋，鞋袜要选择舒适合脚的，不要太挤脚。

其次，要养成每天检查足的习惯，检查内容包括色泽、温度、有无鸡眼、趾甲内陷、水疱或皲裂；有无擦伤、裂伤、抓伤及水疱等异常情况，趾缝间是否有破溃。如有任何问题，应及时请教医生及糖尿病专科护士。

再次，选择合适的鞋子，尽量穿一双鞋尖宽大、不挤压脚趾、透

气性好、能够系带的平跟厚底鞋；买鞋的时间应选在下午或黄昏；购置的新鞋，初穿时应先试穿半小时，检查足部没有挤压或摩擦，才能逐步增加穿用时间；穿鞋前应检查鞋内是否有小砂粒等异物，鞋子有破损要及时修补，以免伤及足部皮肤；袜子应选择吸水性好、透气性好、松软暖和，浅色纯羊毛或棉制的较为合适，袜腰要松，避免穿有破洞或有补丁的袜子；袜子应每天换洗，保持清洁。

第四，学会正确处理小伤口的方法，对于小水疱、小面积擦伤，应先用中性肥皂和水彻底地清洗受伤处，然后用无菌纱布包扎。避免使用碘酒等强刺激的消毒剂，也不要使用紫药水等深色消毒剂，严禁硬膏、鸡眼膏或有腐蚀性药物接触伤口，以免发生皮肤溃疡。若伤口在2～3天内无愈合或者局部皮肤有瘀血、肿胀、发红、发热，应尽早就医。切勿自行处理伤口。

最后，糖尿病患者每年至少行足部检查一次，高危人群每次随诊或每3个月检查一次。足底有溃疡者可以每1～3周复查一次或根据病情随时就诊。

冬季是糖尿病足高发季节之一，糖友们在冬季要特别谨慎。入冬后，足部应注意保暖，可采用多种恰当的取暖方法，以期改善局部血液循环，保持良好的血液及营养供应，加速酸性代谢产物的排泄。在取暖时，糖友们应避免使用电热毯和热水袋，防止烫伤。经常抬高足部可以减轻足部压力，促使局部静脉回流，防止代谢产物的蓄积。多活动足部增加血运，足部经常按摩或适当活动，可以促进其血液循环，改善神经功能，但不可过量活动，以免增加足部负荷。

听了医生耐心细致的解答，张大爷放下了心里的一块石头。他下定决心，除了要定时检测血糖，适当运动，也要定期检查和保护足部，防止糖尿病足的发生。

# 血脂越低越好？你需要了解一下高血脂这个"无声杀手"

文/王瑞雪

众所周知，糖尿病患者不仅糖代谢异常，同时也会合并脂代谢异常。而高脂血症也是促进糖耐量异常、糖尿病的一个重要危险因素。今天咱们就聊聊关于"血脂"的那些事儿。

什么是血脂呢？血浆中所含的脂类物质统称为血脂，一般说来，血脂中的主要成份是甘油三酯和胆固醇。

甘油三酯能分解供给能量，同时肝脏、脂肪等组织还可以进行甘油三酯的合成，在脂肪组织中贮存。

胆固醇在体内分为高密度脂蛋白胆固醇和低密度脂蛋白胆固醇两种：高密度脂蛋白胆固醇（HDL-C）主要功能是将肝外组织中过多的胆固醇转运到肝脏代谢，具有清洁疏通动脉的功能，也就是人们常说的"好胆固醇"。低密度脂蛋白胆固醇（LDL-C）的主要功能是将胆固醇转运到肝外组织细胞，满足它们对胆固醇的需要。一旦高血压、糖尿病、吸烟等因素使血管内皮有漏洞，它们就会钻到动脉的内皮下面，形成动脉粥样硬化斑块，最终导致心脑血管疾病，俗称"坏胆固醇"。

血脂的来源不外乎两条途径：一是来源于我们吃进的食物消化吸收（外源性），占总血脂的30%，二是来源于我们体内的合成（内源性），主要是肝脏的合成，占总血脂的70%。

## "无声的杀手"——高脂血症

由于脂肪代谢或运转异常而使血浆中一种或多种脂质水平高于正

常范围称为高脂血症。包括高胆固醇血症、高甘油三酯血症、低高密度脂蛋白胆固醇血症、混合型高脂血症。

高脂血症发病具有隐匿性、逐渐性和全身性。常常是从青壮年甚至幼儿时期就开始了，致病缓慢，早期几乎无任何感觉，往往不能及时发现，被称之为"无声的杀手"。

高脂血症是一种全身性疾病，其直接损害是加速全身动脉粥样硬化，是脑卒中、冠心病、心肌梗死、心脏猝死等疾病独立而重要的危险因素。此外，高脂血症也是导致高血压、糖尿病发病的一个重要危险因素，还可导致脂肪肝、肝硬化、胆石症、胰腺炎、眼底出血、失明、周围血管疾病、跛行、高尿酸血症等，所以必须高度重视高脂血症的危害，积极的预防和治疗。

哪些人更容易患高脂血症呢？

● 有高血脂家族史者；

● 已有冠心病、脑血管病或周围动脉粥样硬化病者；

● 有高血压、糖尿病、肥胖者；

● 有冠心病或动脉粥样硬化病家族史者，尤其是直系亲属中有早发病或早病死者；

● 40岁以上男性或绝经期后女性；

● 饮食不当（高热量、高胆固醇、高饱和脂肪酸类的食物）、运动量少长期静坐者；

● 生活无规律、情绪易激动、精神处于紧张状态者；

● 长期吸烟、酗酒者。

健康生活方式可以预防高血脂，需要做到以下几点：

1. 低脂低胆固醇高纤维饮食

高脂血症患者要严格控制动物脂肪或胆固醇的摄入，忌吃或少吃含胆固醇的食品，如动物内脏、蛋黄、白肉、蚌、田螺、鲍鱼、墨鱼等。对于一些胆固醇含量并不高的食品，如瘦猪肉、牛肉、鸡肉、鱼等，可适量吃一些，以补充营养。食油以富含不饱和脂肪酸的植物油为主，如豆油、花生油、玉米油，2至3天1个鸡蛋黄。

食中的食物纤维可与胆汁酸相结合，增加胆盐在粪便中的排泄，降低血清胆固醇浓度。富含食物纤维的食物主要有粗粮、杂粮、干豆类、蔬菜、水果等。每人每天摄入的食物纤维量以35到45克为宜。

2. 适量运动

选择合适的运动项目：根据自身情况，选择长距离步行或远足、慢跑、骑自行车、体操、太极拳、气功、游泳、爬山、乒乓球、羽毛球、网球、迪斯科、健身操及健身器等。

掌握运动强度：运动时心率为本人最高心率的60%～70%，约相当于50%～60%的最大摄氧量。一般40岁心率控制在140次/分；50岁130次/分；60岁以上120次/分以内为宜。

适当的运动频率：中老年人，特别是老年人由于机体代谢水平降低，疲劳后恢复的时间延长，因此运动频率可视情况增减，一般每周3～4次为宜。

适当的运动时间：每次运动时间控制在30～40分钟，下午运动最好，并应坚持长年运动锻炼。

3. 饮茶戒烟限酒

实验研究证明：各种茶叶均有降低血脂、促进脂肪代谢的作用，常用降脂中药有山楂、荷叶、枸杞、绞股蓝、何首乌、决明子等，可根据个人体质，选择适当的药材泡水代茶饮。因此，高脂血症患者不妨多饮茶。科学研究表明，长期吸烟或是酗酒均可干扰血脂代谢，使胆固醇和甘油三酯上升。所以老年人最好是戒烟限酒。

### 4. 心情放松

高脂血症患者应注意，生活方式要有规律性。保持良好心态，尽量避免精神紧张、情绪激动、经常熬夜、过度劳累、焦虑或抑郁等不良心理和精神因素对脂质代谢产生不良影响。

### 5. 药物治疗

饮食疗法是基础，是必须的，血脂异常患者须坚持进行饮食疗法。如果饮食控制仍不理想，或者您已经合并心脑血管疾病或者糖尿病，请咨询您的医生指导药物治疗，只有药物干预才能抑制内源性胆固醇的生成，达到有效的调节血脂的目的。

### 6. 定期复查

正常人一般每2年检查1次；40岁以上人群，每年至少检查1次；高危人群和高血脂患者，应听从医生指导定期复查血脂。

## 你知道高血脂有哪些防治误区吗？　文/郑途遐

### 误区一：瘦人不会得高脂血症

在人们的印象中，高血脂往往与肥胖划上约等号，似乎高血脂只是胖人的专利，所以那些身材苗条的人容易忽视血脂检查。事实上，血脂水平与体型并无必然联系。高脂血症分为原发性和继发性。原发性高脂血症与环境及遗传相关。继发性高脂血症则继发于其他疾病，如糖尿病、高血压、肾病综合征、甲状腺功能低下、慢性阻塞性肝病、胰腺炎等。因此，体形瘦的人并不能对高脂血症免疫。

## 误区二：血脂降得越低越好

高血脂对血管潜移默化的危害必须引起重视，但血脂也绝不是降得越低越好。血脂过低，肿瘤的发生率会有所增加。因为胆固醇和甘油三酯都是人体必需的营养物质，太多或太少，都不利于健康。

## 误区三：没有症状就不必治疗

很多高血脂患者并没有特殊的症状，所以就以为短期内不会导致大问题。事实上，高脂血症如果长期得不到控制，最容易引发三类疾病：一是心脏疾病，二是脑血管疾病，三是肾脏疾病，肾动脉硬化很容易引发尿毒症。

## 误区四：过分相信保健药，排斥降脂药物

不少患者觉得，保健品是生物制剂，安全可靠，而西药副作用太多，因此往往单靠深海鱼油、螺旋藻等保健品调节血脂。其实，这样做的效果很差，大多数患者血脂都不能达标。降脂药有两方面作用：一是能降低血脂；二是有抗动脉粥样硬化和稳定斑块的作用。调脂、降脂是一个长期的过程，治疗期间除了要调整饮食和增强运动外，降脂药物的增减应该听取医生的意见。

## 误区五：高血脂只是富贵病

"血脂偏高""胆固醇异常"是多吃少动的生活方式导致的。不少人把血脂偏高、胆固醇异常看作是多吃少动带来的"富贵病"。其实胆固醇异常并不是一个简单的生活方式病。它虽然与饮食运动有一定关系，但并不是只要忌口、多运动就能解决的。在导致冠心病等心脑血管疾病的发生因素中，年龄、性别、冠心病家族史等危险因素不

可改变。在可以改变的因素中，引起严重危害的主要是胆固醇异常，尤其是LDL-C（低密度脂蛋白）过高。

此外，同时患有高血压、糖尿病以及有吸烟习惯也是导致胆固醇沉积的重要因素。很多体重较轻的瘦人与严格素食者以为自己绝不会发生血脂偏高、胆固醇异常问题，其实，只要他有上述危险因素，都可能出现脂代谢异常导致动脉硬化相关疾病。

### 误区六：血脂降至正常就可以停药

血脂增高是一个缓慢的过程，因此血脂的调节，尤其是消除血脂的不良影响也同样需要一个持续作用的过程。长期服用调脂药物不仅可降低血脂，同时还可明显减少冠心病、心肌梗塞、脑中风的发生率、致残率和死亡率。

总之，"知己知彼百战百胜"，我们只有充分的了解血脂，才能在调脂治疗的持久战中百战不殆，达到"糖脂"和谐。

# 突发痛风，疼痛难忍？糖友们小心糖尿病合并高尿酸血症！

文/王子征

60岁的王大爷是一位有10年糖尿病的老糖友了，因此应对糖尿病管理算是颇有心得，平时很注意饮食和运动，坚持吃药，定期复查，血糖一直控制在不错的水平。

不过，王大爷有一个爱好，就是爱喝酒、吃肉。昨天晚上王大爷和几个老朋友出去涮羊肉，聊得很开心，就多喝了点啤酒，一顿饭吃得其乐融融。第二天早上，王大爷不是被清晨的鸟声叫醒的，而是被剧痛叫醒的。王大爷左脚第一跖趾关节突发红肿热痛，可把王大爷疼惨了，实在难以忍受。

在老伴的陪同下，王大爷很快就到医院就诊了，经过大夫仔细的问诊和查体，王大爷被诊断为"高尿酸血症、急性痛风"。

### 什么是高尿酸血症和痛风？

尿酸是机体内嘌呤代谢的最终产物，高尿酸血症是一种由嘌呤代谢紊乱、尿酸排泄障碍所引起的疾病，易对人体多器官组织产生损害。在正常嘌呤饮食状态下，非同日两次空腹血尿酸水平男性高于420μmol/L，女性高于360μmol/L，即可诊断为高尿酸血症。

临床上分为原发性和继发性两大类，前者多由先天性嘌呤代谢异常所致，常与肥胖、糖脂代谢紊乱、高血压、动脉硬化和冠心病等聚集发生，后者则由某些系统性疾病或者药物引起。

说起高尿酸血症，在许多人的印象中就等同于痛风。但高尿酸血症并非等同于痛风，只有当血液中的尿酸结晶沉积在关节滑膜并引起炎症时才会导致痛风的发生，其比例仅约5%~12%。

### 为什么会得高尿酸血症？

人体中尿酸80%来源于内源性嘌呤代谢，20%来源于富含嘌呤或核酸蛋白食物。正常人体内血清尿酸浓度在一个较窄的范围内波动。一般而言，尿酸随年龄的增加而增高，尤以女性绝期后更为明显。血尿酸水平的高低受种族、饮食习惯、区域、年龄及体表面积等多重因素影响。

尿酸排泄障碍是引起高尿酸血症的重要原因。80%~90%的高尿酸血症具有排泄障碍，且以肾小管分泌减少最为重要。尿酸生成增多也会造成高尿酸血症，这主要由酶的缺陷所致。

### 高尿酸血症有什么症状？

一般只有当尿酸盐在机体组织中沉积下来造成了损害，患者才出现痛风。

临床上将高尿酸血症分为"有症状的高尿酸血症"和"无症状的高尿酸血症"。前者尿酸水平检测超过正常值，并且高尿酸血症对患者器官产生了一定损害，其中最常见的就是人们熟悉的痛风。而"无症状的高尿酸血症"患者的尿酸水平也超过正常值，但没有尿酸盐沉积在关节或软组织里，因此没有痛风关节炎、痛风石、尿酸结石等表现。

事实上，超过80%的高尿酸血症患者没有临床表现。无论有无症状，二者对人体的器官损害程度是一样的，相对来说，"无症状的高尿酸血症"更危险，就像是"沉默杀手"，许多患者直到体检抽血报告出来后，才发现自己血液中的尿酸值超标了。

### 高尿酸血症有哪些危害？

既然高尿酸血症引起痛风的比例不是很高，是不是就不用过多担心或关注它呢？其实恰恰相反，高尿酸对于人体的多个组织器官都有着危害作用。高尿酸不仅能沉积在组织器官引起相应组织器官的损伤，还大大增加了多种代谢相关疾病（如肥胖、高血压、高脂血症、糖尿病等）和心血管疾病的风险。

我国高尿酸血症或者痛风患者的并发症排名前三依次为高血压、糖尿病、冠心病。随着我国人民生活水平的提高、饮食结构的改变，

2型糖尿病合并高尿酸血症的发病率逐渐增高。2型糖尿病与高尿酸血症两者共存可相互影响，糖尿病可导致高尿酸血症，而高尿酸血症又是糖尿病发生、发展的独立危险因素，可诱发2型糖尿病。

高尿酸血症不仅与糖尿病相伴相生，对于糖尿病相关并发症也有着重要的相关性。除尿酸结晶沉积导致肾小动脉和慢性间质炎症使肾损害加重以外，许多流行病学调查和动物研究显示，尿酸可直接使肾小球入球动脉发生微血管病变，导致慢性肾脏疾病。因此，在2型糖尿病以及慢性并发症的防治上不仅要关注血糖、血压、血脂、体重等方面的控制，也要重视高尿酸血症这一危险因素，并及时给予相关的治疗。

### 如何治疗高尿酸血症？

如果患者除了血尿酸超标之外并无其他症状，例如痛风等，而尿酸虽然超过了正常值，但小于480μmol/L时，在无冠心病危险因素的基础上，可以先从改善生活方式做起，暂时不用药；但如果患者年龄已经超过60岁，又有冠心病、糖尿病、抽烟史等，则应该药物治疗和改善生活方式同时进行。

事实上药物治疗也并不复杂，常用的也就三种药物，而且疗效明确。需要注意的是，选对药物对于高尿酸血症治疗至关重要。这是因为，高尿酸血症的发病机制分为两种：尿酸排泄障碍型（占总发患者数80%~90%）和尿酸生成过多型（占总发患者数10%~20%）两种。通俗地说，前者是身体的排泄机制出了问题，尿酸排不出去；后者则是体内产生的尿酸太多，身体来不及排泄。

针对尿酸生成过多型有别嘌呤醇和非布司他两种药物。针对尿酸排泄障碍型有苯溴马隆。还有通用的碱性药物：碳酸氢钠。

至于很多患者担心的药物副作用，除了极少数人群对别嘌呤醇过敏之外，其他药物的副作用并不明显，和常用的高血压、糖尿病药物的副作用差不多。事实上，对于大多数高尿酸血症患者来说是要做好长期治疗准备的，部分患者经过一段时间的药物治疗后如果血尿酸水平回归正常值，可以考虑减药甚至停药，但这期间一定要做好定期检测，如果尿酸水平出现反复，那就需要重新进行药物治疗。

### 如何预防高尿酸血症？

第一，要重视常规体检，这对于"无症状高尿酸血症"患者非常重要，普通的常规抽血即可反映血尿酸值是否超标，及早发现，及早治疗。一般可以选择到医院的风湿科、骨科、肾内科甚至风湿免疫科和内分泌科寻求诊断治疗。

第二，养成良好的健康方式，多运动（但避免剧烈运动），控制体重，戒烟，少喝酒。已确诊的高尿酸血症患者，由于其嘌呤代谢紊乱，应避免吃海鲜、动物内脏、浓肉汁汤等高嘌呤食物；切忌"啤酒或白酒＋海鲜"的搭配，啤酒、白酒本身不产生尿酸，但有抑制尿酸排泄的作用，红酒可以适当少量喝。

对于一般非内脏的肉类、豆类、菇类等"次危险类"食物，患者可以适量摄入，但不能为追求低嘌呤而完全不吃，否则易导致营养不良。尚未服药的患者应严格控制嘌呤摄入量；而由于个体的代谢、基因差异，正在使用药物的患者可根据尿酸检测结果，遵医嘱适当放宽嘌呤摄入。

第三，每天多饮水。普通人每天应摄入1500～2000ml的水分（包括从食物中摄取的水分），而患者在服药期间更需要增加饮水量，每天应饮用2000ml以上的纯水（不包括从食物中摄取的水分）。

第四，慎用可能引起尿酸升高的药物。

## 这么神奇！穴位按摩不仅控制血糖，还能预防并发症

文/陈小松

糖尿病是广泛存在于现代社会的时代病、高发病，针灸按摩在一定程序上治疗糖尿病取得较好的疗效。有较多的研究文献报道，除了对糖尿病本身有一定的治疗作用外，对糖尿病引起的神经损伤而造成的并发症如胃轻瘫、糖尿病周围神经病变、膀胱功能失常、阳萎、汗出异常等有着较为突出的疗效。

针灸按摩的理论基础在于穴位的选取上，虽然糖友们不能自行施针用灸，但可以在了解穴位基础知识后进行自我日常按摩保健，提高血糖控制效果，预防或延缓并发症的进展。现推荐几个常用、易取、而又方便定位的穴位如下。

### 足三里穴

【取穴方法】

专业定位：足三里穴位于外膝眼下四横指、胫骨边缘，在腓骨与胫骨之间。

通俗定位：这个穴位在肌肉上，不是在骨头上！膝盖骨下面有两个凹陷，外面的凹陷叫"犊鼻"，犊鼻穴下三寸（四根手指宽度）的位置，距胫骨前缘一横指的位置就是足三里。

【图片】

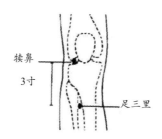

【作用】足三里归属足阳明胃经，有调节机体免疫力、增强抗病能力、调理脾胃、补中益气等作用；自古以来都是保健要穴。而糖尿病患者多有乏力，免疫力低下，胃肠运动失常等症，故适合选用此穴。同时配合内关、合谷穴一起按摩，可以有效缓解糖尿病以及糖尿病并发症。

【按摩方法】可随时随地按揉，每次按揉次数为100～200次，当感觉到酸胀的时候，就可以停止了。每周按摩3次以上。按摩足三里穴的同时，最好配合内关穴与合谷穴一起按摩。

## 三阴交穴

【取穴方法】取穴时，患者正坐或仰卧。三阴交穴位于小腿内侧，足内踝上缘3寸，胫骨内侧缘后方。先找到内踝尖，再用手掌比四横指的宽度，即是该穴，注意穴位是在骨内后方的肌肉上，不是小腿胫骨上。

【图片】

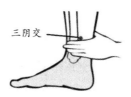

【按摩方法】先用右手拇指按住身体左侧的三阴交穴，手指向下压之后再放开为1次，连续按压50～100次，之后再换左手拇指按压身

体右侧的三阴交穴50～100次。按摩过后，将双手的两只手掌互相摩擦，感觉到手掌发热之后，用右手手掌在左侧三阴交穴上，上下摩擦50～100次，之后再换另一只手做同样动作。

【作用】健脾和胃，调补肝肾，行气活血，疏经通络。三阴交为足太阴脾经常用穴位，并且是下肢三阴经（肝、脾、肾三经）的交会穴，可以同时调节肝脾肾三脏，有重要的补阴作用，出自于《针灸甲乙经》。平时多按按三阴交穴，可以起到调节肝、肾、脾三经气血，起到降血糖、降血压的作用，同时对妇科疾病也有一定的疗效。

【注意】孕妇不要按摩三阴交穴，容易导致流产。

## 关元穴

【取穴方法】仰卧位，关元穴位于下腹部，前正中线上，脐下3寸处。先找到肚脐，再用手掌向下比四横指宽的位置，即是该穴。

【图片】

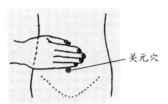

关元穴

【按摩方法】站立，双手叠压，放在关元穴上，先顺时针按揉20～40次，再逆时针按揉20～40次。每天饭后半小时或者临睡前半小时开始按摩最佳。

【作用】补肾培元、温阳固脱。

该穴属任脉，是足三阴与任脉相交会的穴位，有强身壮体、补肝肾之精的作用，是重要的保健穴位。关元穴主要适用于泌尿、生殖及肠胃疾患，也适用于血压偏高的糖尿病患者。

## 涌泉穴

【取穴方法】可采用正坐或仰卧，跷足的姿势，涌泉穴位于足底部，在足前部凹陷处，第二、三趾趾缝纹头端与足跟连线的前1/3处。

【图片】

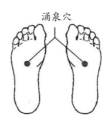

涌泉穴

【按摩方法】每晚临睡前1小时，两手互相交叉着搓揉足底的涌泉穴，每天坚持搓10~15分钟。

【作用】散热生气。足少阴肾经的常用穴，有较好的补肾作用，也是急救穴之一，可以刺激人体微循环，改善糖尿病症状，还能改善失眠。

【注意】如果大力按压此穴之后，感觉到很疼，此类人适宜按摩涌泉穴。但如果大力按压之后，疼痛感不明显，或者深陷进去久久无法恢复，说明肾气虚弱，就不适宜按摩了。

## 神阙穴

【取穴方法】位于我们肚脐的正中央。即肚脐的位置。

【图片】

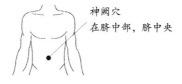

神阙穴
在脐中部，脐中央

【按摩方法】每天晚上临睡前，平躺在床上。双手先搓热之后再双手上下重叠放在自己的肚脐上，先顺时针揉转200下，按摩的时候要注意手法轻柔，动作缓慢。当感觉到腹部发热并且没有任何不适感后停止。之后再以神阙穴为中心开始按摩，按摩可以扩大到整个腹部，因为人的腹部上分布着多个穴位，一起按摩这些穴位可以起到调整肠胃脾、前列腺以及膀胱等器官的作用。

【作用】培元固本、回阳救脱、和胃理肠。属任脉上的重要穴位，也是一个重要的保健穴，对改善身体阳气，促进机体健康有重要作用，对小便不利、胃肠不调者有较好的作用。长期按摩神阙穴不仅可以改善体质，还可以起到降血糖的效果。

【注意】女性糖友在来月经时不宜按摩神阙穴。腹部有肿瘤或炎症时也不宜按摩神阙穴。

## 胰俞穴

【取穴方法】胰俞穴在第8胸椎棘突下旁开1.5寸，膈俞穴与肝俞穴之间。可以先找第7胸椎，即两个肩胛骨最下角连线与脊柱的交界点，然后再向下找到第8胸椎；以第8胸椎为起点，向两侧各量两个手指的宽度，即是该穴，左右各一。

【图片】

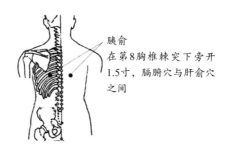

胰俞
在第8胸椎棘突下旁开
1.5寸，膈腧穴与肝俞穴
之间

【按摩方法】两手握拳，用中指的掌指关节突起点胰俞穴，顺时针按揉约2分钟。

【作用】该穴是经外奇穴，对应胰腺，常按此穴有疏肝利胆，活血化淤，养胰健脾，调和肠胃的作用。

以上穴位按摩可以做为糖尿病的辅助治疗，不能替代糖友们日常降糖治疗用药。同时希望糖友能够坚持按摩，在穴位按摩的同时也能锻炼自己的意志力，相信一定能够控制好血糖，并能预防长期的并发症，在患糖尿病的同时，也能享受快乐的生活。

# 第九章

# 糖友经验谈

## 糖尿病是纸老虎！抗糖路上"六坚持" 文/顾琪

自从2000年11月确诊为糖尿病，开始6~7年都是糊里糊涂地过来的，后来病情有了变化，在2007年7月第一次住院接受胰岛素治疗，至今整整10年。10年间我与糖尿病健康教育结下了不解之缘。

10年的亲身体验，10年的紧紧相依，10年的亲眼见证，不仅使我接受了糖尿病教育，得到了有效治疗，更使我真正懂得了什么叫做医者仁心。

### 1. 坚持看固定医生

我是特殊的成人隐匿性自身免疫性糖尿病（LADA），血糖极难控制。第一次住院眼看着别人十天半个月调理好血糖出院了，我一住就是38天。虽然都说这种糖尿病连内分泌医生见了都头疼，但主任和医生们却不厌其烦地给我调试，力求为我找到合适的治疗方案，调好了血糖，我出院了。

如果说近17年的病程中，前六七年是不知而无畏，那么，当我对糖尿病有了一些了解，又经历了无数次血糖波动，再加上独居，我开始焦虑。每天又是打针吃药测血糖，又是按时吃饭定点加餐，搞得我手忙脚乱。再加上有个喜怒哀乐、风吹草动、阴晴雨雪、节气变化，血糖就会波动（突然升高或出现低血糖）。每当我感到无助而焦虑时，门诊医生就说："住院吧，你一个人在家我们不放心。"一句暖心的话语使我觉得仿佛亲人就在我身边。

每当我坐上出租车去医院就诊，心里就感到无比踏实。当我就诊后得到医生的指导，受到医生的表扬，回到家几天内都感到身心无比轻松。我正规就诊10年中，每年最少住院1次，我的主管医生平易近人，急患者所急，想患者所想，使我感到无比贴心。医生们兢兢业业、吃苦耐劳的敬业精神使我无比感动，他们日渐精湛的医术使我受益匪浅。10年中，我坚持在一家医院就诊，即使因为搬家，离我就诊的医院远了，我宁可往返花80多元打车钱，也坚持在同一家医院就诊。10年来我没换过就诊医院，因为我遇到了懂我的医生，找到了可信赖的医护团队。

2. 坚持学习糖尿病防治知识

确诊糖尿病的前六七年，我基本上是"糖盲"，只知道一个月开1次药，测1次空腹血糖，然后到医院旁边的早点铺吃上一碗稠稠的粥和一根油条，再测餐后2小时血糖（现在想想很无知），甚至都不知道怎样服用拜糖平，一直和糖适平一起饭前半小时吃，医生说我这么多年的拜糖平都白吃了。

从2007年第一次住院起，我才真正踏上了与糖共舞的希望之路。医院组织的糖尿病大课堂是我的必修课，《糖尿病之友》杂志和一些内分泌专家写的科普书是我的必读书。听健康讲座让我知道了糖尿病综合治疗的"五驾马车"，了解了并发症的危害及防治知识。医生们精心设计的知识竞赛和烹饪比赛等寓教于乐的活动使我既增长了控糖知识又学到了控糖技能。

如果说我对糖尿病开始是无知而无畏，后来是略知而紧张焦虑，那么，现在学习到的知识越多心里就越踏实了。我想："病就要病得清清楚楚，治就要治个明明白白"。当我听到内分泌医生对成人隐匿性自身免疫性糖尿病都感到头疼和棘手时，虽然很沮丧却又不甘心。我想首先要依靠医生，遵从医嘱，不断磨合，还要加强自我管理，才能找到最佳治疗方案。糖尿病，我要认识你，学会掌控你。

3.坚持做好自我监测

坚持每年进行一次糖尿病并发症的筛查：医生通过十几项必要的检查，像哨兵一样为我们监测病情，这是防止和延缓并发症发生与发展的重要手段。

坚持日常的血糖监测：因为病情特殊，我十分重视监测血糖，并详细做好监测记录，进行横向纵向分析，进而了解一天中各个时间点血糖的变化和一段时间内每个时间点血糖的波动。这样就摸清血糖变化的规律，就诊时提供给医生，以便更好地调整饮食、运动和用药。

4.饮食坚持不变与有变

不变：根据医生教的计算方法，按一天摄入的总能量科学分配碳水化合物、脂肪和蛋白质三大营养素的摄入量，安排好一天的饮食。根据自身的情况采取分餐的方法，一天6～7餐，定时定量，从不随意。比如正餐主食按1：2：2（25克、50克、50克）的比例，我就把从超市买回的花卷、全麦馒头、窝头、小米面馒头等按量切成1/2或切去1/3、1/4，外出就餐（甚至连侄子的婚宴）我都自带50克的花卷。

有变：根据血糖监测总结的规律，我发现有时空腹血糖高（7.0mmol/L～8.0mmol/L），有时晚餐后血糖超标（11.0mmol/L～14.0mmol/L），有时20：00加完餐，21：30左右又出现低血糖，这就影响了睡前和第二天的空腹血糖。我想这可能是那残存的胰岛功能在不适当的时候出来捣乱了。此时的我已经不再惊慌失措了，我先把睡前的长效胰岛素改为8+1。不行，第二天空腹又低血糖了。于是，我就采取用加餐来调整的方法：根据晚餐后血糖值决定加餐是按量、减量还是不加，这样就控制住睡前血糖，第二天空腹血糖也理想了。

2016年11月我在《糖尿病之友》杂志上看到微信群中知名的咖啡姐姐张琪医生的一篇文章《制服高血糖，只能靠药吗》，文中说"是否血糖高了就加药，低了就减药？肯定不是"，并强调"一个重要的手段，就是把晚餐后至睡前这段时间控制好"。读到这些话我真高兴——我做对了。通过监测血糖，我找到了血糖波动的规律，进而找到了精细的调控办法，控制血糖由被动变为主动。近三年多来是我控制血糖最好的一段时间，达标率在60%～80%，糖化血红蛋白也降到了7%以下。

5.运动坚持个体化方案

我以前打两针预混胰岛素，后改为打一针长效。那时我每天坚持走路1～2小时（6000～9000步）。现在改为每天三短一长胰岛素替代治疗，活动量稍大就会出现低血糖。近几年又出现了眩晕的毛病和膝关节滑膜炎，水肿疼痛不能走路，我就用空气压力治疗仪进行一天两次的被动运动。医生肯定了我的做法，说"这是用动态调整的思维方式处理变化的病情，这是个体化治疗的精髓"。

这10年的经历使我深深地认识到，抗糖过程中心理调整是十分重要的。调整好心态不仅要有医生的帮助、指导和鼓励，还要靠自己的努力，我认为有了越来越多的糖尿病知识的储备，就能不断提高对糖尿病的认识，从而更好地控制病情。我现在的血糖基本稳定，周围神经病变的症状也减轻了，没有其他并发症。在获得了小小的成就感的同时带给自己的是更好的心情。

6.坚持打持久战

我的体会是糖尿病是纸老虎，听着可怕，来到你面前时很恐惧。如果你不在乎它、放纵它，它就会让你死得很快；如果你严控它，就能与它共处。时间长了，就会觉得为治疗糖尿病所做的一切只不过是生活中的一部分内容罢了。

糖尿病病友要走在血糖变化的前面，不能被血糖牵着走。治疗糖尿病要坚持"三性"：第一是科学性，要努力学习控糖知识；第二是依从性，遵从医嘱，不信偏方；第三是坚韧性，要调整心态，与糖共处，打持久战。

# 我的漫漫抗糖路

文/郑东平

我是不幸的，幼年时遭遇了"三年自然灾害"，青年时赶上了"文化大革命上山下乡"，中年时为了家庭生计四处奔波，到晚年好不容易过上了好日子，却得了个限制吃喝的"糖尿病"。

但我又是幸运的，因为我来到了平安医院，遇到了曹洪民主任和她带领的糖尿病管理团队，在他们精心治疗和持续管理下，我学习了糖尿病知识，增强了抗"糖"信心，也掌握了一些抗"糖"技巧。

## 患病之初，茫然无知

2005年6月25日，在例行体检中我的空腹血糖值达到6.7mmol/L，化验单上有"↑"标志并提示"H"。这本来是个危险信号，但被我忽视了。因为我并不知道"糖尿病前期"这个概念，甚至认为年龄大了血糖高点没啥了不起，于是疾病在失控状态下继续发展。

2008年春，我出现多饮、多食、多尿和体重下降的"三多一少"症状，但没有引起足够重视。同年国庆节，我进京探亲就近在西城区平安医院就诊。葡萄糖耐量试验中餐后2小时血糖值达到12.77mmol/L，曹主任结合症状确诊我患2型糖尿病。

这病怎么控制？我茫然无知，只是被动地遵医嘱坚持饮食、运动疗法，虽然血糖趋于稳定，但是体重仍在持续下滑。

## 参加"健康大课堂"，启发良多

平安医院内科曹主任告诉我，每月最后一个周四的下午内科都有关于糖尿病知识的健康大课堂，如果我有时间可以参加，除了获得知识外，还能免费检测血压和血糖。同时曹主任还向我推荐了中国第一本糖尿病科普杂志——《糖尿病之友》，说多学习就能要好地理解医师的诊疗方案，与医师配合默契，取得最佳疗效。

2010年我来京定居，每月定期参加大课堂，课上我认真听讲，做好笔记，课后与医生积极沟通。我如饥似渴地学习专家教诲和糖友经验，从中得到许多启发。譬如，糖尿病可防可控可治；必须坚持"五驾马车"并重；降糖降压降脂和抗血小板相结合；治疗的个体化人性化原则；既要防止高血糖危害血管产生并发症，更要预防低血糖危及生命。我还依据胰岛素使用原则于2012年2月开始联用降糖药和胰岛素，收到控糖和稳定体重的双重效果，老师常夸我是控"糖"明星呢!

我通过学习知道了糖尿病自我管理的重要性，综合专家建议和病友的经验，制定了适合自己的糖尿病管理方案。我将收集了10多年的门诊和住院资料整理并装订成5册健康档案，定期绘制图表、总结归纳，横向和纵向比较分析，不仅熟知了许多医学术语和检查指标的意义，也为"久病成医"奠定了基础，我如此的认真细致，连专家看了都叹为观止呢。

## 加入平安医院"糖校"，硕果累累

2013年11月，平安医院在健康大课堂的基础上成立了北京市糖协"糖尿病教育基地"，增加了每周四下午的互助讨论的小课堂，我光荣地被任命为"8760项目糖尿病互助小组"组长。

我将自己和糖友们的抗糖体会和经验写成文字，至今已在《糖尿病之友》上发表文章数十篇，编辑和读者均给予较高评价，其中《我是如何做到糖心和谐的》被北京糖协理事长陈伟教授收编进《糖尿病冠心病防治理论与实例》一书。

我还支持同伴，传递健康，与"糖友"分享糖尿病治疗的最新成果，帮助他们解决血糖自我管理上的问题，缓解焦虑情绪，共同抗击糖尿病。因此，我成为《糖尿病之友》2013年第8期封面人物，2015年还被北京糖协评为8760项目优秀互助组长。

## 各项指标全面达标，平安医院为我的健康"保驾护航"

虽然我已患糖尿病十年，年逾古稀，但仍思维敏捷、健步如飞，在平安医院曹主任及其糖尿病管理团队的持续照护下，我的糖化血红蛋白没有再超过6.5%，而且血脂、血压、尿酸、体重全面达标，期间没有出现任何的糖尿病急慢性并发症，医生看了我的化验单也不得不感叹："您的化验结果比我们这些年轻人还要好啊"。我的糖友们也普遍感到轻松驾驭"五驾马车"带来的益处，我们也衷心感谢医护工作者的辛勤付出。

我国早已摘掉"东亚病夫"的帽子。我有理由相信在实现中国梦的进程中，有千千万万个像平安医院的医护人员一样的人，在努力为我们的健康"保驾护航"，助推广大糖友们的健康梦、长寿梦。医患共同努力，推广健康生活理念，提前干预生活方式，不远的将来，我国也一定会摘掉"糖尿病大国"的帽子。

## 管住嘴、迈开腿，简单生活，有效控制血糖

文/郑东平

人们常说糖尿病是富贵病，因为生活富裕后，吃得好、吃得精，营养过剩，活动量不足。谁见过20世纪60年代初过苦日子时期有人患过糖尿病？那时人们常见的疾病只有水肿、肝炎和营养不良症。

富裕生活的确影响了人们的生活习惯，带来不少潜在的风险因素，糖友更适宜简单生活。因此我们应倡导"简单一点、规律一点、充实一点"的生活。

何谓简单生活？简单生活指的是保持粗茶淡饭，远离肥甘味美；保持适量运动和步行，不依赖舟船车马；亲近果蔬，远离烟酒；食品宜原汁原味，不宜过度烹调和精细加工。

现代研究表明，高脂肪高蛋白食物摄入过多而运动过少的富裕生活已致全球肥胖男性2.05亿，肥胖女性2.97亿，另还有15亿成人超重，每年由于肥胖引发心脏病、糖尿病、癌症和其他疾病导致早死人数达300万。坚持简单生活则是控制体重、降糖降压、预防癌症和延年益寿最有效的措施。

糖友如何倡导简单生活呢？我认为主要在于坚持健康饮食和定期锻炼，即通常所说的"管住嘴，迈开腿"。

## 管住嘴

在饮食方面，糖友应遵守以下原则：

一是饮食中注意低糖、低脂、低盐、高缮食纤维、适当醋、种类多。

二是少食多餐，均衡进食，一餐食量不妨分做2次享用，一天可考虑进食5至6餐，如此既可预防低血糖反应，又能让血糖削峰填谷，平稳运行。

三是确保米饭、面食等碳水化合物占食物摄入量的50%，一般粮食消耗每天不少于150克，体力活较重的可酌情加量，要注意主食与副食、粗粮与细粮之间的搭配，尽可能地粗粮不细做。

四是多吃水果、蔬菜等缮食纤维，以确保肠道畅通，克服便秘。为防止过多吸收盐分和油脂，应倡导凉拌，蔬菜能生吃的不熟吃；优先选用升糖指数低的水果，并在两餐之间食用。

五是保证每天250克牛奶、100克肉类，还应吃点鱼类豆类，当然这些食物之间可相互加减换算。糖友应多喝低脂牛奶、酸奶等无脂或低脂乳制品，肾病并发症患者则应优先选用动物优质蛋白。

六是戒烟限酒，多喝开水，养成良好的生活习惯。

## 迈开腿

在运动方面，糖友更应提高认识，克服惰性，坚持锻炼，增强体质。糖友可选择散步、爬山、骑自行车、练太极拳等运动方式，每周至少进行150分钟的适度运动。简单来说就是，每周至少有5天从事步行或其他运动30分钟。

但是应强调的是，这是最低要求，相对于胰岛功能不足的糖尿病患者，每天甚至每餐饭后1小时都需要运动，而且要有一定的运动强度，如果能达到年龄加心跳之和接近或达到170，降糖效果最佳。

糖尿病不影响预期寿命，相反可以提醒糖友倍加珍惜生命。只要我们坚持简单生活，日复一日，年复一年地重复饮食、运动、药物、监测、教育这些"功课"，就一定会延年益寿！

# "千金难买老来瘦"不科学，老年糖友不宜过度节食

文/郑东平

86岁的岳母最近因突发意识障碍急诊抢救，经头颅CT确诊为"多发性脑梗塞"，转往平安医院住院治疗，期间复查糖化血红蛋白，由半年前的7.5%下降到5.7%，体重也由原来的90斤降到了80斤。

看到岳母大生化的化验单上一个箭头也没有，我心甚慰：经过我对她严格的饮食和运动控制，岳母不仅血糖、血脂完美达标，而且达到了"千金难买老来瘦"的境界。

但是细心的医生并不赞同我的看法，她告诉我："老人短时间体重下降太多，目前体重指数才17，属于消瘦，而且体力也不如从前，有时候可能是很多疾病的外在表现，如慢性消耗性疾病甲亢、贫血甚至是肿瘤，'千金难买老来瘦'的说法是不科学的。"

果然，经过一系列的详细检查后，岳母又多了一个病——"肺结核"。

　　根据医生的解释，过度节食对老年糖友的健康是不利的。老人本来胃肠吸收功能下降，过分节食会导致营养不足、体重下降、免疫功能和抵抗力下降，许多疾病趁机而发，特别是一些呼吸道疾病和传染病如肺结核等。而且，对于高龄人群而言，过于消瘦，也会增加骨折的发生风险。另外，营养不足不能满足机体的正常需要，使体内细胞得不到充足的养料和能量，会加速各种组织、器官的老化，从而缩短老年人的寿命。

　　老年人神经系统反射也相对迟钝，很多人对低血糖不敏感，因此一次严重的低血糖或由此诱发的心脑血管疾病可能会抵消一生将血糖维持在正常范围所带来的益处。对于老年糖友，应适当放宽血糖控制的目标值，空腹血糖控制在8mmol/L，餐后在10mmol/L，糖化血红蛋白在8%左右即可。切不能为了追求血糖数字的达标而矫枉过正。

　　老年糖友应该均衡饮食，保持适度的体型，体重指数维持在19~22之间为宜。饮食原则是"高蛋白，低脂肪"，碳水化合物的量要适当减少一些，矿物质和维生素要高于一般人的量。每天还要保证一定量的脱脂牛奶，以满足身体需要的钙。坚持力所能及的劳动和活动，保持心情愉快，树立积极的生活态度，这些也都是保证身体健康所必须具备的条件。

　　我岳母新发"肺结核"，目前虽然没有发热、咳嗽咳血等症状，但消瘦明显，且肝肾功能正常，针对地医生建议抗结核治疗，并密切观察病情变化。

　　听取了医生的建议之后，我调整了岳母的生活方式，并且在原有降压、降糖、调脂、抗血小板的基础上又增加了抗结核药物。出院后，岳母身体恢复很好，体重开始回升，精神头也比之前好多了。

　　看来我这个"赶车人"还得多向医生请教学习，才能更好地驾驭控制糖尿病的"五驾马车"，跑得更稳更远。

# 吃一堑长一智！糖友们切忌空腹饮酒 文/郑东平

身为一个经验丰富的多年"老糖友"，我自认为小心谨慎，对糖尿病的急性并发症"低血糖昏迷"保持着高度警觉。然而，最近稍不留神，就遭遇了一次强烈的低血糖反应，并差点丧失意识。希望通过分享我的经历，其他糖友们能够吸取教训，引以为戒。

在健康教育大课堂上，我们常听老师们强调糖友应戒烟限酒，但是很多报刊杂志上也说适当喝点低度干红葡萄酒还对心脑血管有益。于是，2014年9月13日下午4：30，在注射了8个单位的中效胰岛素后，我倒了50g干红葡萄酒在杯子里，慢慢地喝了起来。约5点钟我进食了一碗米饭。

饭后我抱起外孙女，正逗她乐呢，突然感觉胸闷、心悸，全身直冒冷汗，忍不住呻吟了一声。好在老伴就在身边，她一看我状况不对，赶紧问我"怎么了？"我虚弱地答道"不好，低血糖！"，老伴赶紧将孩子接了过去，递给我几颗冰糖和一块巧克力。我躺在床上，嚼着冰糖，几分钟后心悸逐渐缓解，冷汗也息了。现在回想起来，都感觉有点后怕。

为什么刚吃了米饭还会发生低血糖反应呢？根据西城区平安医院内科主治医师郑迩遐分析，我平时控糖比较严格，控制血糖本身也存在低血糖隐患，而下午5点正是基础血糖较低的时候，进餐米饭一般也要半个小时后才能消化吸收发挥作用。加之我饭前半个多小时注射了胰岛素，这种中效胰岛素1.5小时内起效，4至12小时达到最大效应，全部作用持续时间大约达24小时。

但我不该空腹饮酒，并且我可能对酒精特别敏感，加速了胰岛素在血液中的作用，米饭又不能及时转化为葡萄糖，这些综合因素促成了这次低血糖反应。

真是吃一堑长一智，看来注射了胰岛素之后再空腹饮酒，哪怕是一点点低度干红葡萄酒，就算马上进餐吃饭，也存在低血糖的风险。

## 一不小心，血糖就低了、高了，糖友们可要时刻警醒点！

*文/郑东平*

在与"糖魔"既抗争又和谐共处的糖尿病自我管理中，相信各位糖友都积累了不少经验。我来分享一下自己控糖过程中的两个亲身小体会。

### 警惕胰岛素的叠加效应

某周四下午4时，我在北京市糖协西城区平安医院糖校听课后匆匆往家赶，才走了几分钟就觉得心悸头晕，脚底似踩棉花一般，我立即想到我应该是遭遇"低血糖"了，于是我立刻停下脚步，吃了几块巧克力，原地休息了一阵，症状慢慢地缓解了。

事后，我分析这次低血糖的原因：前一天上午我因事耽搁，将本应上午注射的中效胰岛素推迟到了下午五点。第二天正好是糖尿病日活动，我准时注射完胰岛素，吃完午饭后就快走半小时到达平安医院听课，当时监测指尖血糖为5.1mmol/L，并不低，那之后为何会出现低血糖呢？这是因为我注射的中效胰岛素作用持续时间为24小时，我前一天推迟了注射，因而有可能产生胰岛素药物的叠加效应；再则运动后我应该及时加餐，补充碳水化合物，预防低血糖的发生。

## 警惕血糖过山车现象

某天午餐后，我自以为注射了胰岛素，又吃了拜糖平，血糖不会太高，餐后马上又吃了柚子，然后躺在沙发上小憩了1个多小时，醒来一测血糖，吓了我一跳，居然高达19.3mmol/L，创下了自我血糖监测史的最高纪录。看来不运动还真不行，于是我选择了快走。老伴提醒我出门带上点巧克力和点心，我看自己刚才测的血糖这么高，就没有带。

疾走了40分钟后，我到了平安医院，见到了我的主治医师郑大夫，向她汇报了我的情况。她听后提醒"您是脆性糖尿病，血糖波动大，现在运动量这么大，可能会出现低血糖的情况。您得警惕血糖过山车现象！"

我不相信，结果一测血糖，正如郑大夫所言，我的血糖在短短一小时内从19.3下降到了3.6。郑大夫解释："您通过快走的剧烈运动，消耗了一定的能量。同时运动时，全身血液循环加快，促进了皮下胰岛素的吸收，还改善了胰岛素抵抗，这种过山车现象尤其在您这种1型半的糖尿病患者中多见，因此只要是外出运动一定得随身携带点心，时刻警惕低血糖发生。"

掌控血糖还真不容易，糖友们平时要多监测，多思考，多总结，多和医生及时沟通，不断提高自我管理水平。

# 86岁的"老糖友"也能健康生活，高龄糖友如何照护

文/郑东平

2015年，我们举全家之力，用公积金贷款，卖"一居"换"三居"后，将86岁的岳母接来京城治病。岳母经平安医院住院诊治，状况不容乐观，诊断书上写着："高血压3级，极高危；2型糖尿病，糖尿病周围神经病变；血脂代谢异常……"，共患有11种病症，其中糖尿病是首次发现，而且一确诊就已出现周围神经病变、视网膜病变和白内障等糖尿病并发症，于是岳母成了我的高龄"糖友"。

高龄糖尿病患者有其自身的特点，如随年龄的增长发病率增高；"三多一少"症状不很明显；往往一确诊就已出现并发症。加之高龄"糖友"记忆力、理解力、听力、视力和体力均下降，生活基本不能自理，因此护理高龄"糖友"是一门科学。

经过我们全家的细心照料，岳母血压、血糖调理在正常范围，并发症及风湿病、重度骨关节病等症状也得到缓解，脸色也红润起来。在此，我将护理高龄"糖友"的体会与大家分享。

## 心理疏导很重要

岳母由于饱受病痛折磨，有了生不如死的感觉，眼见好友一个个都见马克思去了，加之又发现了这个既不能多吃又不能少吃的"鬼病"，逐渐丧失了继续生存下去的勇气。

全家上下注重开导她：人生七十古来稀，现今百岁不称奇；晚辈不仅争气做人，而且孝顺亦是本份；糖尿病并不可怕，控制好血糖照样可以像正常人一样乐享晚年。她逐渐解开心结，决心要顽强活下

去，亲眼看到小康社会的全面实现。

### 对症治疗是关键

针对患有11种老年病的岳母，我们和医生共同确立了降糖、降压、降脂、抗血小板、活血化淤、驱风止痛的综合治疗方案，调整和酌情增加了药物。同时考虑高龄"糖友"的特点，适当放宽空腹和餐后血糖标准。重点防范低血糖反应，规律服用降压药，并加服一种具有养血清脑作用的中成药颗粒。岳母现感觉良好，睡眠充足，精神也充沛起来。

### "五驾马车"巧运用

治疗糖尿病没有什么秘方，无非是驾驭好饮食、运动、药物、监测、教育这"五驾马车"。饮食做到少吃多餐、营养全面。运动选择散步和具有被动运动效果的理疗，循序渐进。新买了血糖仪和血压计，不出门就能做家庭式监测。教育方面常去平安医院糖校听课，并向她讲解血糖高的危害：损害血管和神经，可引起心梗、脑梗、瞎眼、锯脚、肾衰竭等多种并发症，从而影响生活质量和幸福感，以此提高她与糖魔抗争的自觉性。

### 补充水分促健康

水是生命之源，人体细胞中60%～70%的成分是水，饮水不仅可以确保细胞活力，促进身体健康，而且还可加快新陈代谢，排除身体毒素。而我岳母长期喜爱字牌麻将（牌龄已高达80年），为减少玩牌时排小便次数，养成了不喝水或少喝水的生活习惯，这个习惯肯定对身体有害。

岳母来京养病后，我每天都给她宣传喝水的好处，并且主动给她倒开水，督促她常喝水，千万不要等身体器官发出口渴的信号再喝水，那时器官已经受到了不同程度的损害。由于喝水是以前的5倍以上，现在肠胃功能改善了，大便也不那么干燥，气色也较前好多了。

### 营造环境安心住

岳母开始来京不习惯京城的气候和环境，我们就投其所好，陪她搓麻将，让她乐一乐；陪她溜弯，欣赏京城风光；陪她去体验理疗，促进血液循环；督促她按时服药，克服记忆力不好可能引起漏服、重服的现象。总而言之，千方百计改善生活，营造舒适快乐的环境，提高幸福指数。现在她已安下心来，积极配合调养身体。

高龄"糖友"健康长寿，既是晚辈的幸福，也向社会传递糖尿病并不可怕的信息——高龄"糖友"完全可以与"糖"和谐生存，创造长寿的新记录。

# 擦亮眼睛，别让假医假药耽误了糖尿病治疗

文/郑东平

有一天，我饭后在文慧园街头散步，偶遇来自山西省临汾市的进京务工人员老王。他今年50多岁，2009年6月因为口干舌燥去就医，在当地县人民医院确诊为2型糖尿病，曾接受过胰岛素强化治疗。同为糖友的我们自然而然地聊起了共同关心的话题——糖尿病管理。

谈起服用何种降糖药的问题时，老王告诉我，他嫌注射胰岛素麻烦，又担心有依懒性，早已改服中成药降糖。他还爽快地拿出他的降糖药，我一看说明书不禁大吃一惊，这哪是什么降糖药？！

老王的"药"名叫"通一平糖"胶囊，主要原料为黄芪、山药、枸杞子、生地黄和山茱萸，具有调节血糖的保健功能，批准文号为卫食健字（2002）第0197号，但明确声明"本品不能代替药物"。老王在临汾市某药店促销时买到这种药品。

老王还在服用另外一种药品，是曾用名"降压金丹"的"清热养阴"片，成分由羚羊角、知母、黄连、玄参、麦冬、五味子、天花粉、山药、玉竹、乌梅、人参、五倍子组成，声称具有清热润燥、养阴生津功能，适用于消渴病属阴虚燥热证者，其批准文号为晋药制字LZ20070072，这种药品是老王在某旅社买的。

老王服用的"通一平糖"胶囊和"清热养阴"片均没有国药准字号标识，肯定不是正规的降糖药物。他也听说清热养阴片原名降糖金丹，曾受到药监部门的打击封杀。

实际上，中医中药确能调理体质，对某些慢性病也有一定疗效，但至今没发现中药有直接与明显的降糖效果，除非违法掺入了降糖西药成分。曾有过患者服用违法掺入西药的所谓降糖中成药而致死的报道。我劝老王到正规医院的糖尿病专科医师那里就诊，别让假医假药耽误了治疗，并借给他几本糖尿病管理科普杂志阅读。这里也希望糖友们擦亮眼睛，明辨是非，防止假医假药谋财害命。

## "忽悠"手段数不胜数！老年糖友当心被推销"诱惑"

文/郑东平

前些日子，长沙的一家推销机构老打我电话，向我推销"降糖贴"。情急之下，我拿出糖尿病管理科普杂志作"挡箭牌"："刊物已曝光'降糖贴'没有国药准字号，不可能有降糖效果，其夸大宣传涉嫌欺骗性质，如果你们打赢了产品的名誉权官司，我就一定购买'降糖贴'！"

相信不少糖友都遭遇过各种各样商品的推销，其中不乏有成功"入坑"者，尤其是老年糖友们。那么，老年糖友面临着哪些推销的"诱惑"呢？怎么能够抗拒这种诱惑呢？咱们来说道说道。

### 老年糖友面对的种种诱惑

所谓种种诱惑，即行骗者采用何种手段引诱老年糖友上当呢？

他们或打着莫须有的中国人民解放军某医学研究所、某中医研究所的旗号，宣称诺贝尔医学奖获得者某某率多名专家历经十几年研究，利用纳米技术或太空技术对宫廷秘方进行科学分析，研制成什么降糖新药，能够根治糖尿病，最终达到患者可以为所欲为、想吃就吃的效果。

他们以学雷锋、做贡献为幌子，搞什么为糖友免费义诊、免费体检，或举行健康讲座，或搞优惠推销降糖药品活动，与糖友套近乎，消除其戒备心理，让你找到机不可失、失不再来的感觉，自觉自愿掏腰包。

他们利用糖友对党报党刊的信任，直接在党报党刊或报业集团办的晚报、文摘报上登广告，混淆有国药准字号药品、健字号的保健品和食字号的食品的区别，夸大保健品和食品的作用。有时他们也懂得欲速则不达的道理，首先登广告只说免费邮寄最新降糖书籍，待他们的歪理邪说麻醉了你，再来推销他们的假药。有的还利用老年糖友对中医中药的迷信，夸大中成药的疗效，把它说成是超过降糖西药又没有副作用的新药。现在还有降糖大米、降糖磁化水之说。总之"忽悠"老年糖友手段数不胜数。

## 老年糖友被骗的原因

我国市场准入法律制度不够完善。本来各种药品、保健品和食品进入市场的门槛很低，而加上对以假乱真、以次充好的制裁又乏力，管理市场的相关机构相互推诿，有利益的争着管，没好处的谁也不管，于是市场上鱼目混珠，许多骗子和虚假信息接踵而至，屡禁不止，这是老年糖友被骗的客观原因。

老年糖友被骗的主观原因有：普遍对寿命期望值较高，而对糖尿病的常识和维权的法律知识却又知之不多，追求根治糖尿病的糖友有之，厌倦控制饮食和服药的糖友也有之，经济条件较好舍得下赌注的糖友也有之，这一部分老年糖友对假药的降糖广告宁肯信其有，不愿信其无，都企图找到一条不费力、不吃苦的降糖康复途径，因此骗子有了市场，而部分市场和患者又容忍骗子横行甚至助纣为虐。

## 老年糖友被骗的后果

被骗的老年糖友经济损失惨重。这些假药以一个疗程需几个月为借口少则数千元，多则上万元，对于退休金并不高的老年糖友来说半年的生活费付之东流，当然是笔不小的损失，特别是家境并不宽裕、平时省吃俭用的糖友更是遭受重创。

耽误了老年糖友的正常治疗，甚至加速其糖尿病并发症的进程。那些假药贩子为了宣称其所谓神奇疗效，一般都会欺骗说可停服降糖药和停注胰岛素，必然造成患者血糖波动较大，严重影响糖友身体健康，并可导致并发症的发生，这样的例子各大医院内分泌科住院患者并不鲜见，我就听见过糖友"早知如此，悔不当初"的感叹！

### 防止老年糖友被骗的对策

加强对中老年糖尿病患者的教育，普及科学知识，使他们相信正规医院的专科医师，提高自己防骗的免疫力。

加强医药市场降糖药品的监管，严审降糖药品的广告，最近《人民日报》等八家报纸共同倡议加强宣传广告的审查，但杜绝虚假药品广告并非易事，大多数新闻媒体都将广告权拍卖经营，作为老年糖友一定要有自己的主见，不能人云亦云，轻信广告。

虽然中医中药博大精深，是五千年中华文化宝库中一颗灿烂的明珠，但老年糖友务必明白，至今还没有发现任何一种中药有明显的直接的降糖效果，不可高估中成药降糖的作用，像"消渴丸"这样的中成药其之所以能降糖其实每丸含有降糖西药"格列本脲"0.25mg。

老年糖友应保持与"糖"抗争并与"糖"和谐一辈子的心态，树立长期作战的思想，糖尿病、心血管病等老年疾病只能缓解和控制，不能根治，任何高明的治疗措施都难达到一劳永逸的效果，认识提高了，自然能抗拒假药的欺骗。

## 莫贪小便宜！警惕"免费"背后的陷阱 文/郑东平

一亿多糖尿病患者的客观存在决定了我国是世界糖尿病第一大国。而随着人口老龄化群体的数量逐渐增大，糖尿病患病率随年龄增长逐渐增加，老年糖友也形成了一个庞大的群体。

他们往往信息不通畅，对糖尿病防治常识和维权的法律知识知之不多，于是成了许多不法商家竞相争抢的"肥羊"。骗术层出不穷，许多老年糖友屡屡中招。我前一段时间就遭遇了一回"赠书的陷阱"。

我在《参考消息》上看到了一篇免费赠书的广告，该书名为《某某糖尿病秘方》，作者自称其为中央领导的专职保健医，其研制的中医保健养生药方具有划时代的意义，能修复胰岛细胞、根治糖尿病。

怀着对这本书强烈的好奇心，我拨打了免费赠书电话，书倒是几天后就收到了，随之而来的是某药店的好几个电话，询问我是否购买该降糖秘方药，并且现在购买还能有很多优惠，过期不候等。还好平时有丰富糖尿病知识，我并没有上当。

不知道糖友们是否也有这样的经历？如果有的话，怎么才能避免踩入这些打着"免费"的幌子，实际却推销不靠谱产品的陷阱呢？下面3条经验可以和糖友们分享一下。

### 多多学习糖尿病的科普知识

很多老年糖友们不会上网、不会微信，那么书本就是咱们最好的老师，在这里我特别推荐《糖尿病之友》，它是一本集科学性、趣味性、实用性和公益性为一体的糖尿病科普杂志。其中很多糖尿病防治的基础知识、最新的糖尿病治疗动态以及"曝光台"等揭秘假医假药的栏目，能让咱们老年糖友很好地武装头脑、擦亮慧眼，远离陷阱。

### 必要时求助专业的医生

对于那些号称能根治糖尿病、修复胰岛细胞等等煽动性极强的宣传，咱们不能轻信。如果将信将疑，很想试一试，咱们还可以求助于身边的社区医生朋友们，拿着广告问问他们的意见，让专业人员来帮助咱们。

## 不要贪小便宜

那些号称免费赠送礼品，通过种种讲座或书籍给您洗脑的不法商家，如果你没有清醒的头脑、丰富的知识、抗拒诱惑的能力，最好不要去碰（正规医院的健康教育讲座除外）。要相信天下没有免费的午餐，他们给你的只是蝇头小利，从你那儿却能获得更多的回报。

只要做到以上几点，各位老年糖友就一定能擦亮眼睛，远离各种陷阱。

# 四招维护糖友诊疗知情权

文/郑东平

近几年，各大医院推行就诊医疗卡，以适应医疗信息化管理的需要。但通过调研，我却发现糖友困惑多多：以前还有一个看不太清楚的纸质病历，现在"天书"病历逐渐被电脑的"无书"取代，糖友的病历、处方和药价均无终端可查，就医如"雾里看花"，那么糖友的知情权如何维护？如何防止掉入"大处方"的陷阱？

作为一位糖尿病患者，结合自己的体会和经历，我认为下面四招足以维护糖友的诊疗知情权：

## 第一招：对自己的健康状况应有一个基本的了解

这就要求糖友经常参与糖尿病教育讲座，学习糖尿病管理科普杂志，不断丰富自己的科普知识，同时坚持年度体检，部分涉及糖尿病的主要指标3～6个月应复查一次，还要根据病情日常监测血糖。只有对自己的健康状况有所了解，才不至于被误诊忽悠；即使碰上检测结果不准确，也会及时复查纠正。

## 第二招：应找正规医院的专科医师就诊

俗话说："隔行如隔山"，医师对糖尿病治疗积累了丰富的临床经验，能够对糖友提供个性化的诊疗服务，还可结合检查结果适当地传授一些科普知识，因此我们要克服就医的盲目性，谨防病时乱投医，甚至轻信游医行骗。

## 第三招：妥善保管和利用检查结果

虽然各正规医院推行医疗信息化系统，但目前一般仅包括电子病历及其处方，至于医学检测、影像信息和住院一日清单都会给糖友一份纸质凭证。这些资料妥善保存，特别是近期结果前后对照，在一定程度上可以满足糖友诊疗的知情权。

## 第四招：在诊疗过程中多和医生交流

诊疗的全过程都贯穿尊重医生经验、尊重患者意愿和尊重诊疗证据的原则，医生都会考虑糖友的疗效、血糖、体重、年龄、病程、肝肾功能、不良反应和经济花费等综合因素用药，一方面要求医生告知糖友电子病历和处方内容，书写病历，避免不必要的药品浪费；另一方面糖友应主动提出知情要求，与医生共同商定相关诊疗方案，如发现医生违规可向院方投诉。

计算机进入诊疗系统是社会进步，在目前尚存在信息不对称的情况下，糖友应以健康心态和积极措施应对，切实维护诊疗知情权，在与糖既抗争又和谐的漫长生活道路上更好地驾驭"五驾马车"。

## 糖尿病管理"七驾马车"促进"糖心"和谐

文/郑东平

2005年6月，我体检时空腹静脉血糖6.7mmol/L，实际上已处于糖尿病前期。但那时我的糖尿病知识非常匮乏，没有意识到问题的严重性，也没有就医，更没有饮食和运动控制。

2008年我出现了多饮、多食、多尿、口渴乏力和体重减少的症状。远在北京的女儿知道后立即把我接了过去，安排我在西城区平安医院就诊，葡萄糖耐量试验提示餐后2小时静脉血糖12.77mmol/L，结合"三多一少"的症状确诊为"2型糖尿病"，当时血脂四项也全部超标。

### 过犹不及，糖尿病前期干预很重要

我开始重视这个疾病，通过不断的学习，严格饮食控制，加强运动，口服辛伐他汀，虽然未服任何降糖药，但血糖血脂也基本趋于正常。不过，我的体重指数持续滑坡，2年间下降了15公斤。经过与主治医师协商讨论，医生认为我的体重下降与我运动量太大，饮食控制过严格有关，有点"过犹不及"了，同时我的胰岛功能试验提示胰岛素分泌严重不足，医生建议我给予诺和灵联合阿卡波糖降糖，同时调整饮食和运动。新的治疗方案不仅控制了血糖，也稳定了体重，而且我的口干乏力的症状也全部缓解。

2009年11月，我因突发胸痛就诊于邵阳市第一人民医院，行冠脉CT确诊为"冠心病"，血管狭窄达到了50%，经过保守输液治疗后，症状缓解出院，但从此口服药又多了好几种。

事后我开始思考并寻找答案：为什么我会患"冠心病"呢？原来冠心病是糖尿病患者最严重和常见的并发症之一，也有"合并症""等危症"之称，更有专家认为2型糖尿病和冠心病之间存在共同的遗传背景和环境因素，有共同的发病机制。

虽然我在确诊糖尿病后，一直在口服"阿司匹林和他汀"，血糖血脂也基本达标。但并发症的发生和发展除了与血糖血脂调控有关外，还与各自的遗传基因有很大的关系，何况处于糖尿病前期阶段时，血管早已受到损害，这也许正是2型糖尿病患者易得并发症的原因吧，难怪专家也越来越关注糖尿病前期的诊断和干预。

## 糖心和谐，糖友要重视心血管保护

来北京后，在平安医院的专家指导下，我更加重视心血管的保护，努力做到"糖心"和谐，确立了自己包括生活方式干预、降糖、调脂、抗血小板等全方位综合措施：

管住嘴、迈开腿：正如我在《糖尿病之友》2014年第7期撰文所说，要崇尚健康的简单生活。保持营养均衡，远离肥甘油腻；保持适量运动，不依赖舟船车马；亲近蔬果，远离烟酒；食品宜原汁原味，不宜过度烹调。

血糖达标是基础和关键：每天坚持服药和打胰岛素，经常自我血糖监测，空腹血糖在4~6mmol/L之间，餐后2小时血糖在5~8mmol/L之间，定期复查糖化血红蛋白，都在4.5~6.0%之间。

降脂治疗同样重要：因2014年复查颈动脉超声提示"双侧颈

动脉混合斑块"，将每日10mg的辛伐他汀增量至20mg，定期复查生化，最近的一次血脂报告提示：总胆固醇4.58mmol/L，甘油三酯0.69mmol/L，高密度脂蛋白1.63mmol/L，低密度脂蛋白2.48mmol/L，均达标。

坚持口服抗血小板药物：由于糖尿病患者易血管内皮损伤，可致血小板聚集和粘附，导致心脑血管并发症的出现。因此我每天坚持口服100mg阿司匹林，这也符合《糖尿病指南》的要求，能降低心脑血管的风险。

养心护心的其他措施：我同时还口服了曲美他嗪改善心肌细胞代谢，不仅预防心绞痛，而且我困扰长年的耳鸣也得到了一定程度的缓解。我还配合中成药银杏叶片活血化瘀通络。坚持快走慢跑，逐渐增加心肺功能。在生活中既有追求，又知足常乐，保持愉快豁达的心情。

不断充实自己的糖尿病知识：俗话说得好"知己知彼百战百胜"，因此我定期复诊，与我的主治医生沟通互动，积极参加各种健康教育课，订阅糖尿病杂志，阅读糖尿病相关书籍，同时也帮助其他的糖友们，传播糖尿病知识。

由于我和医生的共同努力，近5年来"糖心"相安无事，我没有再因冠心病住院，也没有发生脑血管事件，充分证明了糖尿病二级预防和三级预防的重要性。

在与糖尿病的抗争中，我们只要树立战胜疾病的信心，保持积极主动的态度，驾驭好营养治疗、运动治疗、药物治疗、心理健康、血糖监测、糖尿病教育和预防并发症这"七驾马车"，就一定能做到"糖心"和谐，延长寿命和提高生活质量。

# 好了歌

文/张群

世人皆晓健康好，唯有金钱忘不了。
钱多吃喝玩命造，一到中年患病了。

有钱没病真正好，得病钱也木有了。
患病要把医生找，不看大夫好不了。

平安医院内科好，快去这把医生找。
肖院洪民领导棒，迩遐旭迪少不了。

病重住院赶脚好，病房医护不可少。
科普宣传好处多，患者从此明白了。

听从医嘱效果好，健康恢复一定了。
十年共建和谐好，缺少医患不得了。

十年初见成效好，继续奋斗必然了。
今后肯定会更好，幸福健康全来了。

# 编后语

　　历时一年余，在平安医院内科健康管理团队各位成员的努力下，我们终于完成了本书的编写。其间，我们得到了平安医院院领导肖存利院长、褚鸳业务院长的大力支持，也得到了其他各位专家和同仁的帮助：有给我们写序的北京大学第一医院内分泌专家郭晓蕙教授，有帮我们修改编辑的张文燕、薛江丽老师，有给我们提出宝贵意见的精神心理专家任艳萍、闫芳老师，还有帮助我们排版的杨慧芳美女……在此我们表示衷心的感谢。

　　最后，我们也希望本书的出版发行能够帮助更多的糖友了解糖尿病这只"纸老虎"，掌握控糖的方法和细节，希望糖友更加关注心理健康，希望本书能成为各位糖友驾驭糖尿病"七驾马车"的好帮手，更希望各位糖友最终能做到糖"心"和谐，与糖共舞。